현대 의학이 놓치고 있는 건강한 삶의 비밀
호흡 혁명

Jiankang zaiyu huxi zhijian by Ng Shu Yan
Copyright © Ng Shu Yan 2014
All rights reserved.

Original Chinesee edition published by Enrich Publishing Co., Ltd., Hong Kong.
Korean edition copyright © 2018 by IRYOIL BOOKS
This Korean language edition is published by arrangement with Enrich Publishing Co., Ltd., Hong Kong.

이 책의 한국어판 저작권은 저작권자와 독점 계약한
도서출판 일요일 (주)엠디인사이트에 있습니다.
저작권법에 의해 한국 내에서 보호를 받는 저작물이므로 무단 전재와 무단 복제를 금합니다.

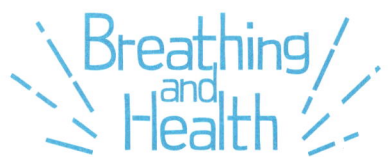

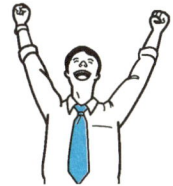

현대 의학이 놓치고 있는 건강한 삶의 비밀

호흡 혁명

음슈옌(척추전문의) 지음 | 이소희 옮김

목차

CONTENTS

감사의 말 • 007

들어가며 • 009

Chapter 01 당신의 호흡은 정상적인가? • 017

Chapter 02 횡격막호흡: 자연상태에서의 호흡 • 025

Chapter 03 흉식호흡: 응급상황에서 나타나는 호흡 • 043

Chapter 04 여성에게 흔한 과호흡 증후군 • 055

Chapter 05 횡격막호흡으로 불안장애와 공황장애 개선 • 093

Chapter 06 근육 피로와 요통을 유발하는 잘못된 호흡법 • 107

Chapter 07 심혈관계 질환을 개선하는 호흡법 • 121

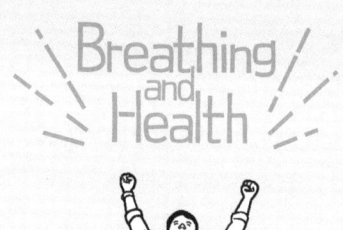

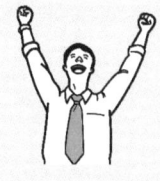

Chapter 08 느린 호흡으로 천식 완치 • **135**

Chapter 09 위산 역류 예방에 효과적인 횡격막 운동 • **145**

Chapter 10 약 없이도 조열을 없앤다 • **155**

Chapter 11 어린이의 배뇨 기능을 향상시키는 호흡법 • **163**

Chapter 12 호흡 자가진단법 • **171**

Chapter 13 횡격막을 이용해 숨 쉬는 습관 기르기 • **179**

Chapter 14 호흡: 척추측만증의 가장 기본적인 치료법 • **209**

마치며 • **219**

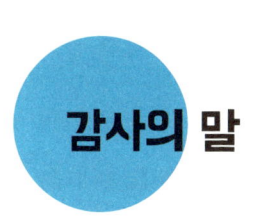

감사의 말

호흡은 몸과 마음을 연결하는 가교와 같습니다. 우리 몸의 활동들, 예컨대 소화나 맥박, 혈압, 손발의 온도 같은 것들은 대부분 자동화되어 있어서 우리의 의지대로 조절할 수가 없지만, 호흡만은 조절할 수 있습니다. 호흡은 우리가 스스로 조절할 수 있는 유일한 몸의 활동입니다. 바로 그 호흡 조절을 통해 우리는 맥박이나 혈압, 그 밖의 다양한 내장 기관들을 다스릴 수 있습니다.

그러므로 호흡을 제대로 하는 것이 중요합니다. 이 책을 통해 독자 여러분들이 호흡의 중요성을 깨달았으면 좋겠습니다. 호흡과 질병의 관계를 인지하여 정확한 호흡 방법을 배울 수 있기를 바랍니다. 호흡을 조절하여 심신의 안정을 찾기를 바랍니다. 또한 잘못된 호흡 방법 때문에 받았던 고통을 떨쳐버리고 건강한 삶을 살아가기 바랍니다.

편집 과정에서 많은 조언을 해주고 제 글을 더욱 자연스럽게 만들어준 황형지 양에게 감사를 전하며, 원고를 멋지게

다듬어준 이숙정 양에게도 감사를 전합니다. 마지막으로 이 책의 출판을 도와주신 홍콩의 천창출판사(天窓出版社)와 한국어판 출간에 힘써주신 도서출판 일요일 관계자분들께 감사의 인사를 드립니다.

음슈옌(吳澍仁)

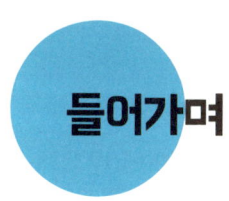

정확한 호흡만 해도 통증이 사라진다.

삶과 죽음, 그리고 호흡. 우리는 세상에 태어나 "응애" 소리와 함께 첫 번째 숨을 들이마시며 생을 시작하고, 많은 시간이 흘러 마지막 숨을 내뱉으며 생을 마감한다. 그러는 사이 많은 일들이 벌어지지만, 천식이나 폐질환, 심장병과 같은 질병에 걸리면 정상적인 호흡이 어려워진다. 하지만 호흡이 건강에 미치는 영향은 단지 이것뿐이 아니다.

나는 오래 전부터 호흡과 질병의 관계에 대해 관심을 가졌다. 수년에 걸쳐 태극권을 배웠고, 『단전호흡』, 『조식(調息)[1]』, 『복식호흡』, 『기공』과 같은 호흡 방법이 신체 건강에 도움을 준다는 것에 대해서도 수없이 들었다. 하지만 이와 관련된 책들을 아무리 찾아보아도 대부분은 이론적인 설명일

---

[1] 역자 주: 들숨과 날숨을 고르게 하는 호흡법.

뿐이며, 그나마도 이해할 수 없는 부분이 많았다. 그래서 호흡에 관해 더 깊이 연구할 수 없었으며, 호흡 방법에 대해서도 제대로 알 수 없었다.

안정적이고 올바른 영유아의 호흡 방식, 아기의 뒤집기에 도움 된다.

호흡 연구에 대한 새로운 기회는 캐나다 유학 시절에 찾아왔다. 몬트리올에서 '발육운동학'이라는 과목을 공부하고 있었는데, 그 때 나는 영유아의 호흡 방식에 대해 알게 되었다. 영유아의 호흡 방식은 가장 자연스럽고 가장 원시적이었으며, 무엇보다 신체의 각 부분과 조화를 이루는 호흡 방식이었다. 호흡이란 신체 건강에 매우 중요하며 구간(軀幹)[2]의 평안과 오장육부에 깊은 영향을 주고 있다는 것도 알게 되었다. 이를 시작으로 나는 질병의 관건이 바로 '호흡'에 있다는 것을 깨닫게 되었다.

세상에 갓 태어났을 때, 아기는 본인의 몸을 가누지 못한다. 손발의 움직임조차 무의식 속에서 이루어진다. 그러나

---

2 역자 주: 머리와 사지를 제외한 몸통 부분.

호흡은 안정적이고 느슨하며 고요하다. 아기는 가장 자연스럽고 편안한 횡격막호흡을 한다. 갓난아기들을 가만 보면, 숨을 마시고 뱉을 때마다 복부가 규칙적으로 상하 운동을 하고 있다. 그러다가 4개월 정도 지나면 아기는 슬슬 뒤집기를 시도한다. 하지만 아기의 팔다리는 종잇장처럼 연약해, 뒤집기를 할 만큼 충분한 힘을 낼 수 없다. 그럼에도 불구하고 아기는 본능적으로 두 가지 동작을 하게 되는데, 하나는 바닥에 누워 기마자세처럼 두 다리를 들어 올리는 것이다. 즉, 허리와 무릎을 90도가 되게 만든다. 또 하나는 횡격막호흡을 통해 복부에 압력을 주는 동작이다. 이를 통해 몸통을 안정적으로 가눌 수 있게 된다. 이 두 가지 동작이 결합되면 아기는 뒤집기를 성공적으로 해낸다.

잘못된 호흡, 통증과 질병의 근원

다리 세우기, 횡격막호흡으로 복부 힘 기르기, 아기는 이 두 동작을 누가 가르쳐주지 않았어도 자연적으로 습득했다. 우리는 당시 수업에서 유아기에 했던 뒤집기 동작을 시도해 보는 시간을 가졌다. 대부분의 학생들이 이 동작을 어려워했다. 어떤 학생들은 목의 힘을 빌려야만 뒤집기를 완성할 수 있었다. 그때 지도교수는, 사람은 성장하면서 안 좋은 습관을 가지게 된다고 말했다. 대부분의 성인들은 태어날 때 자연 상태에서 배웠던 동작을 서서히 잊어버리게 된다. 호흡에 대해서도 마찬가지이다. 사람들은 성장하면서 잘못된 호흡 습관을 기르게 되고, 이 잘못된 호흡법으로 인해 통증과 질병이 생기는 것이다.

횡격막은 아기가 두 다리를 들어 올릴 수 있는 힘을 주고, 몸을 돌리는 동작을 할 수 있게 해 준다. 즉, 횡격막은 호흡만을 위한 근육이 아닌 것이다. 횡격막은 구간(軀幹)의 지지대 역할, 즉 몸통을 고정시켜서 팔다리가 쉽게 활동하도록 도와주는 근육이다. 이는 성인에게도 마찬가지이다. 우리는 테니스나 배드민턴과 같이 공에 힘을 가하는 동작을 할 때, 무의식적으로 숨을 크게 들이마신 뒤 몸통을 고정시켜 공에 힘을 가한다. 그리고 큰 숨으로 고정된 몸통은 목과 허리에 가해지는 통증을 줄여준다.

일행선사(一行禪師)의 정념호흡(正念呼吸)

아기의 동작을 보고 있자니, "사람들은 수시로 자신의 호흡을 돌봐야 한다."고 하신 일행선사의 말씀이 떠오른다.

그는 『진정한 집』이라는 책에서 "정념호흡"에 대해 다음과 같이 설명했다. "정념호흡은 어린 아이들도 쉽게 할 수 있는 호흡이다. 상념을 제거하고 온 정신을 호흡에 집중하면 과거, 미래, 고민, 불안, 실망이 모두 사라지고 흩어져, 오로지 호흡에 집중하는 시간만 남게 된다. 오직 호흡만을 즐기게 되는 것, 그것이 바로 정념호흡이다."

'정념호흡은 어린 아이들도 쉽게 할 수 있는 호흡'이라는 말에서, 일행선사가 말하고자 했던 호흡은 바로 '횡격막호흡'이었다.

횡격막으로 호흡을 하게 되면 구간(軀幹)을 균형 있게 곧추세울 수 있으며, 복부 내부 기관의 근육을 건강하게 만들 수 있다. 또한 횡격막호흡은 마음의 평안을 돕고 혈압과 심장박동속도를 낮춰, 손발을 따뜻하게 하는 효과가 있다.

현대 사회에서 우리는 대부분 긴장 속에 생활하고 있고, 이로 인해 선천적인 호흡 방식도 변했다. 어렸을 때 하던 횡격막호흡을 점차 잊어버리고, 흉식호흡이나 습관성 과호흡 등 건강을 방해하는 호흡을 하게 된다. 이렇게 얕고 잦은 호흡은 우리의 마음을 더욱 초조하고 긴장하게 만든다.

최근 10년간의 연구를 통해, 우리는 습관성 과호흡이 불안장애, 위산 역류, 심계항진, 안면마비 등 여러 가지 질병을 유발할 수 있다는 사실을 알게 되었다. 호흡의 속도가 빨라지면 체내의 이산화탄소가 줄어들어 체내 산성도가 변하고 중추신경을 흥분시키는데, 이로 인해 다양한 질병이 계속 생긴다. 이처럼 습관성 과호흡은 다양한 질병을 유발하기 때문에, 그야말로 "종합병원"인 것이다.

횡격막호흡으로 불면증을 개선한다.

자신이 겪고 있는 통증의 원인도 모른 채 사방팔방 병원만 찾아다니는 사람들이 많이 있다. 내가 접한 환자들만 해도 두통, 요통, 어지럼증, 위 팽창, 가슴 통증, 불면증, 손발 저림 등 다양한 고통을 호소했다. 그들은 수많은 검사를 했지만, 병원에서는 병이 없다거나 심리적 원인일 뿐이라는 말밖에 들을 수 없었다. 자기들이 겪어 온 통증이 일상적인 호흡 때문이라는 것을 아는 사람은 아무도 없었다.

그들에게 호흡 개선 방법에 대해 가르쳤을 때, 여러 환자들은 반신반의하며 배우기 시작했다. 그리고 매우 이상하게도, 대부분의 사람들의 통증이 단기간에 호전되었다.

유산소 운동이 심폐 기능 단련에 좋다는 사실은 많은 사람들이 아는 사실이지만, 횡격막호흡의 중요성에 대해 아는 사람은 매우 드물다. 횡격막호흡은 혈압을 낮추고, 위산 역류와 천식 증상을 개선하는 데 효과적이다. 두통과 요통 등 고질적인 통증들도 완화시킨다. 또한 호흡의 빈도수를 낮춰 가슴통증, 위 팽창, 손발 저림 등의 통증도 줄여준다. 호흡을 조절하면 부교감신경계가 통제되어 심신이 안정되고, 두근거림, 고혈압 등도 치료가 된다.

호흡은 건강에 있어서 매우 중요한 부분이지만, 현재까지는 일반 의학에서 거의 다뤄지지 않고 있다. 하지만 호흡에 문제가 있는 사람은 심장이 너무 빨리 뛰거나, 항상 긴장하는 상태가 유지된다. 혹은 어지럼증이나 두통을 호소한다. 이런 증상이 있을 때 사람들은 심장내과나 정신과, 신경외과를 찾는다. 그리고 각 과의 의사들은 본인의 방식으로 환자들을 검사하고, 약을 처방해준다. 환자의 호흡 습관을 토대로 통증의 원인을 밝혀내고 올바른 호흡 방법을 가르쳐주는 의사는 거의 없다. 호흡의 문제점을 파악하여 습관을 교정해줄 의사가 있다면 환자의 통증도 줄일 수 있을 텐데 말이다.

이 책을 통해 독자 여러분들도 자신의 통증과 호흡의 관계를 살펴보기 바란다. 그리고 정확하고 또 자연스러운 호흡 방식을 배워, 고질적인 통증에서 벗어나기 바란다.

Chapter 01

당신의 호흡은 정상적인가?

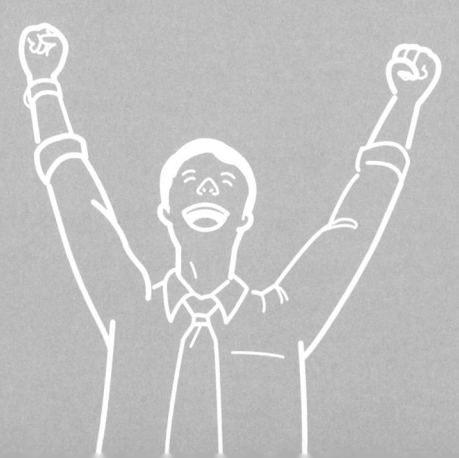

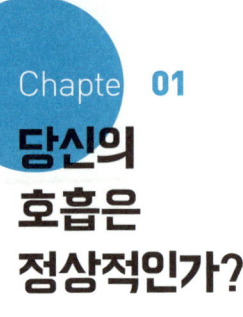

Chapte 01
당신의 호흡은 정상적인가?

정상적인 호흡은 규칙적이고 부드러우며 소리가 없는 호흡이다. 그러한 호흡은 우리가 의식하지 못한다. 하지만 몸이 불편하면 비로소 호흡을 의식하게 된다. 즉, 호흡의 불편함을 느끼는 것이다. 천식, 심부전, 폐기종과 같은 병이 생기면 몸은 더 많은 산소를 원하게 되고, 그러면 우리는 호흡에 특히 신경을 쓰게 된다.

기본적인 호흡법

기본적인 호흡법으로는 다음과 같은 네 가지 방법이 있다.

(1) 흉식호흡

흉식호흡은 흉부 전체가 팽창하고, 경부 근육은 수축되

며, 쇄골 부위가 움푹 들어가게 되는 호흡이다. (그림 1.1)

(2) 역방향호흡

숨을 들이마시는 흡기 시에는 위쪽 흉부만 팽창하고 복부 쪽은 수축된다. 반대로 숨을 내쉬는 호기 시에는 흉부가 원래 상태로 돌아가고 오히려 복부가 팽창한다. 따라서 호흡량이 매우 작아지는데, 이것이 바로 역방향호흡이다. (그림 1.2)

(3) 복식호흡

복식호흡은 흡기 시에 위쪽 복부(상복부)가 팽창하고, 호기 시에 복부가 편안한 상태가 되는 호흡이다. (그림 1.3)

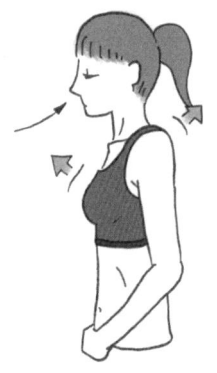
그림1.1 흉식호흡:
흡기 시에 흉부가 확연히 올라옴.

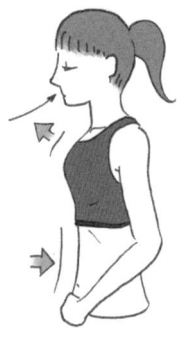
그림1.2 역방향호흡:
흡기 시에 흉부가 팽창하는 동시에 복부가 움푹 들어감.

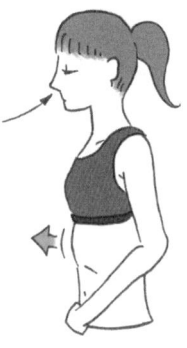
그림1.3 복식호흡:
흡기 시에 상복부가 올라옴.

(4) 횡격막호흡/ 단전호흡

횡격막호흡은 흡기 시에 횡격막이 아래로 내려가며 늑골 하부, 하복부(단전: 복부 아래 3인치 부위), 서혜부와 그 뒤쪽 등이 모두 팽창하는 호흡이다. 호기 시에는 횡격막이 위로 올라가고 복부는 원래 상태로 돌아온다.(그림 1.4) 단전호흡은 횡격막호흡의 기반에서 이루어진다.

이 외에도 두 가지 이상의 방법이 합쳐진 혼합 호흡법이 있다.

(1) 요가 호흡

요가 호흡으로는 복식호흡, 흉식호흡, 흉식 전체 호흡, 그리고 교호호흡(콧구멍을 번갈아 가며 하는 호흡)이 있다.

(2) 기공

'기'는 호흡을 말하며, '공'은 호흡과 자세를 조절하는 연습을 말한다. 따라서 모든 호흡 방법

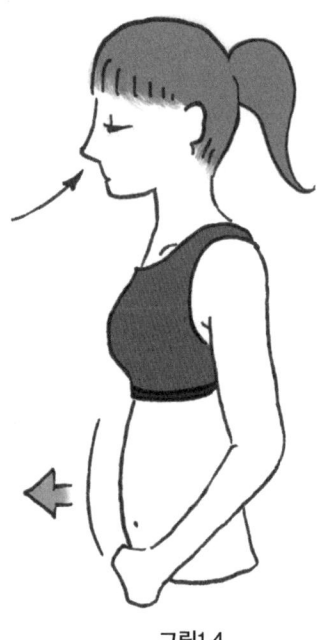

그림1.4
횡격막 호흡을 할 때 늑골 아랫부분과 하복부가 함께 팽창함.

이 사실은 '기공'에 속한다고 할 수 있다.

갓난아기의 횡격막호흡

아기가 세상에 태어나면 자연적으로 복부와 횡격막을 이용해 호흡을 한다. 갓난아기를 주의 깊게 살펴보면, 아기의 복부가 규칙적으로 오르락내리락하는 것을 볼 수 있다. 흉부는 매우 작게 움직이지만, 호흡은 부드럽고 편안하며 안정적이다.

이처럼 어릴 때 우리는 모두 횡격막호흡을 했다. 그러나 성장하면서 생활 리듬이 빨라지고 불규칙적인 식습관, 건강에 대한 낮은 이해도 등으로 인해 횡격막호흡의 빈도가 점차 줄어들게 된다. 결국 성인이 되면 횡격막호흡보다는 흉식호흡을 하는 경우가 훨씬 많아진다.

흉식호흡에서는 흡기 시에 흉부가 전체적으로 상승하며 팽창하기 때문에 경부 근육에 잦은 수축이 오게 된다. 일반적으로 코 대신 입으로 숨을 쉬는 경우나 콧구멍과 인후 부위에 병이 생긴 경우가 그렇다. 그런 상태에서는 위쪽 흉부를 이용한 호흡을 하게 된다. 더욱이 흡기 시 흉부를 팽창시킴과 동시에 복부까지 수축시킨다면, 정상적인 호흡법과는 정반대인 역방향호흡이 이루어지게 되는데, 그러면 들이마시는 숨의 양이 매우 적어진다. 이것은 정말로 비효율적인 호흡법이다.

흉식호흡과 횡격막호흡의 차이점

흉식호흡	횡격막호흡
흉부의 움직임	복부의 움직임
흉부의 중앙이 팽창	하복부 팽창
숨을 참을 때 효과 없음	숨을 참을 때 효과적임
호흡에 많은 에너지 필요	호흡에 적은 에너지 필요
격렬한 운동에 적합함	심신 이완에 적합함
불안과 긴장 증가	불안과 긴장 감소
호흡이 얕고 불규칙적임	호흡이 깊고 안정적임

잘못된 호흡은 불면증과 통증을 악화시킨다.

잘못된 호흡은 공기의 흡입량을 감소시킨다. 그러면 부족한 흡입량을 보충하기 위해 몸은 호흡 횟수를 늘리게 되고, 호흡의 리듬 또한 자연스럽게 빨라진다. 간혹 분당 횟수가

15회를 넘길 정도로 급하게 숨을 쉬는 경우도 있다. 언뜻 보기에는 큰 문제가 없어 보이지만, 실제로 급한 호흡은 신체 여러 기관에 많은 영향을 끼치고 있다. 결과적으로 건강에 악영향을 주는 것이다.

과도하게 잦은 호흡은 체내의 이산화탄소를 감소시키고 혈관과 근육을 수축시키며, 감각신경과 운동신경을 민감하게 만든다. 이로 인해 두통, 어지럼증, 불면증, 목과 어깨의 통증, 마비, 심장 떨림, 심계항진, 심지어 협심증과 같은 질병이 발생하기도 한다. 사람들은 호흡의 횟수가 질병과 관계있다는 사실을 잘 알지 못하지만, 자주 한숨을 내뱉는 습관이 있다면 그것이 바로 내 몸이 과도한 호흡을 하고 있다는 증거이다.

이러한 질병이 발생하면 사람들은 우선 병원을 찾게 된다. 하지만 그 질병은 잘못된 호흡 방법에서 비롯된 것이기 때문에, 검진을 하더라도 특별한 이상을 찾지 못할 때가 많다. 그러면 당사자는 초조해지겠지만, 주변 사람들은 너무 예민한 탓이라며 오히려 환자를 나무라곤 한다. 아픔을 토로할 곳이 없어진 환자는 그 문제가 본인의 체질 때문이라고 판단하여 운동을 시작한다. 신체와 정신이 건강해지길 바라면서 요가, 기공, 태극권 혹은 기타 운동이나 수련을 하게 되는데, 그러는 사이 이전의 증상들이 하나씩 사라지는 것을 발견한다. 그러한 운동이나 수련을 통해 호흡 방법이 개선되었기 때문이다.

이 책에서 우리는 바른 호흡법에 대해 자세히 다룰 것이다. 다양한 호흡법을 설명하며 그 중요성을 말해주는 책들은 많지만, 그 호흡법들의 잘잘못을 지적해주는 책은 거의 없다. 하지만 이 책에서는 잘못된 호흡법을 정확하게 짚어주고 바른 호흡법을 상세히 안내해줄 것이다. 이를 통해 바른 호흡법을 제대로 배울 수만 있다면, 원인 모를 통증에서 고통받고 있는 환자들도 그 통증에서 벗어날 수 있음을 확신한다.

참고 자료

1. Brown RP, Gerbarg PL, *The healing power of the breath*, Shambhala Boston and London 2012.
2. Chaitow L., Gilbert C, Bradley D, *Recognizing and Treating Breathing Disorders: A Multidisciplinary Approach*, Churchill Livingstone 2014.
3. Lewis D, *Free Your Breath, Free Your Life*, Shambhala Boston and London 2004.
4. McKeown, *Close Your Mouth*, Buteyko Breathing Clinic self help manual, Buteyko Books 2004.

Chapter 02

횡격막호흡: 자연상태에서의 호흡

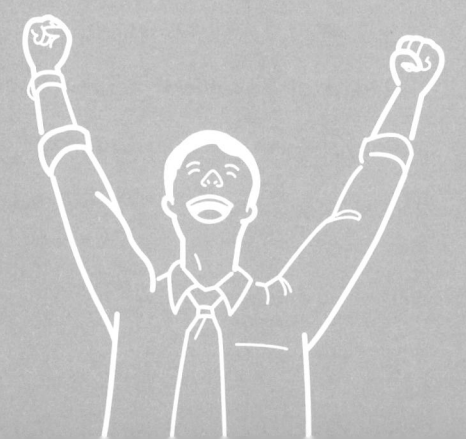

Chapter 02
횡격막호흡: 자연상태에서의 호흡

우리 몸에는 심장계통, 림프계통, 소화계통, 배설계통, 호흡계통 등 다양한 계통들이 있다. 그 중 호흡계통을 제외한 다른 계통들은 자동적으로 움직이기 때문에 우리의 의지로 통제할 수 없다. 하지만 호흡계통은 몸의 주인인 내가 의지를 가지고 조절할 수 있다. 따라서 호흡의 방식, 속도, 깊이, 리듬에 더욱 신경을 써 보라. 분명 호흡은 다른 내장기관에 좋은 영향을 줄 것이며, 정서적 안정도 찾아줄 것이다.

흉강과 복강을 구획하는 횡격막

횡격막은 흉부 내부에 있는 얇은 근육으로서 몸 안에 가로로 펼쳐져 있으며, 횡격막을 기준으로 우리 몸은 위로는 흉강, 아래로는 복강으로 나뉜다.

횡격막은 호흡을 가능하게 하고 구간(軀幹)을 안정적으로 세우는 역할을 한다. 그 모양은 낙하산처럼 아래가 뚫린 아치형이며, 왼쪽과 오른쪽이 모양과 높이가 각각 다르다. 간이 위치한 오른쪽이 왼쪽에 비해 높게 올라와있어, 오른쪽 공간이 상대적으로 넓은 편이다. 높이는 통상 제5번 갈비뼈의 상단에 위치한다. 반면 왼쪽 횡격막은 상부가 제5번 갈비뼈의 하단에 위치한다. (그림 2.1)

흉강 내부의 주요 기관으로는 폐와 심장이 있다. 폐 조직은 탄력이 있기 때문에 수축과 변형이 가능하여, 폐가 부풀어 올라 몸통 안의 압력이 낮아지면 공기가 기도(氣道)를 따라 유입되고, 반대로 폐가 원위치로 돌아오기 위해 수축하면 몸통 안의 압력이 높아지면서 공기가 배출된다.

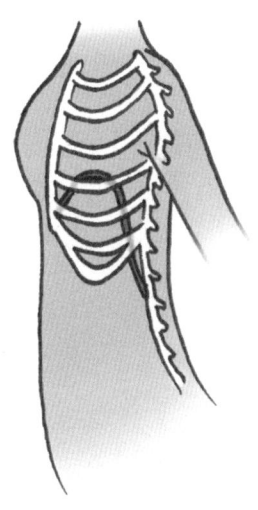

그림 2.1 횡격막.
횡격막은 늑골에 가로로 걸쳐 있는 얇은 근육막으로, 흉강과 복강 사이에 위치해 흉강과 복강을 여닫으며 호흡을 이루고,
구간(軀幹)을 안정적으로 세워준다.

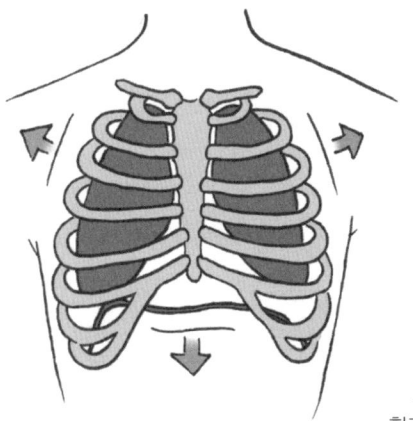

그림 2.2
숨을 마시는 흡기(吸氣)시 횡격막은 아래로 내려가 복부의 압력을 높인다.

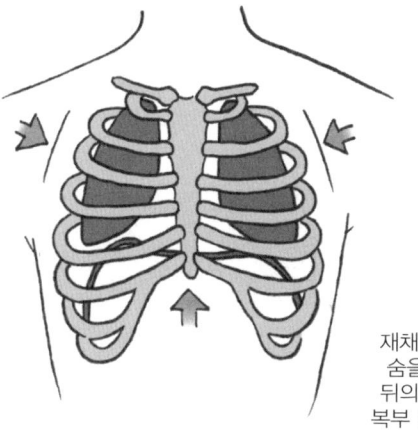

재채기나 기침과 같이 힘을 주어 숨을 내뱉는 경우, 복부와 복부 뒤의 허리 근육이 모두 수축하여 복부 압력을 증가시키고, 횡격막이 올라가게 된다.

과거에는 호흡에 근육이 사용된다는 사실을 알지 못했었다. 하지만 최근에 이루어진 다양한 연구를 통해서, 호흡에는 복부 근육뿐 아니라 골반 근육의 힘까지 필요하다는 사실이 알려졌다. 특히 숨을 내뱉는 호기(呼氣) 시에는 주변 근육의 힘이 더 많이 필요하다. 재채기나 기침처럼 급하게 숨을 내쉴 때에는 복부와 뒤쪽 허리 근육이 모두 수축하여 복부의 압력이 높아진다. 따라서 이 때에는 횡격막의 위치가 올라간다. (그림 2.2)

횡격막 아래에 위치한 복강은 주로 뼈와 근육으로 둘러싸여 있다. 위에는 횡격막과 갈비뼈가, 아래에는 골반 근육과 골반 뼈가 있으며, 후면에는 요추가 있고, 측면과 전면에는 복부 근육이 있다. 복강 내부의 주요 기관으로는 위장(胃臟), 간(肝), 장(臟), 신장(腎臟) 등이 있는데, 이 기관들은 마치 물풍선처럼 매우 부드럽고 연해서, 압력을 받으면 위치를 바꾸거나 모양이 변하기도 한다. 횡격막으로 숨을 들이마실 때 복부와 허리 부분이 팽창하게 되는 이유도 바로 내부 장기들이 횡격막의 압력에 의해 아래로 이동하기 때문이다.

복근을 단련하려면 윗몸일으키기보다 횡격막호흡이 효과적이다.

횡격막호흡을 하면 흡기 시에 횡격막이 수축하고 아래 방향으로 압력이 가해진다. 이로 인해 아치 모양이었던 횡격막이 평평하게 펴지고, 복강은 압력을 받게 되면서 내부 공간이 좁아진다. 이때 늑골이 위쪽과 바깥쪽으로 팽창하는데, 양손을 아래쪽 갈비뼈에 갖다 대고 숨을 쉬어보면 늑골의 움직임을 느낄 수 있다. 반면에 흉강은 내부 공간이 넓어지고, 복강에 비해 압력도 낮아진다.

안정된 상태라면 횡격막의 운동 폭은 약 1.5mm지만, 힘을 주어 호흡하면 그 폭이 6.5mm에서 10mm까지 넓어진다.

횡격막이 내려가면 복강의 압력이 높아져 복부가 팽창하게 되는데, 이때 복근의 앞과 옆뿐만 아니라 복강의 아래쪽에 있는 골반 근육까지도 모두 팽창하게 된다.

복부 뒤쪽으로 가해지는 압력은 척추를 지탱하는 힘이 된다. 또한 복강 내부의 압력이 증가하면 복강 전체가 부풀어 올라 배가 볼록 나오게 되는데, 이로 인해 복근이 '원심적 수축'을 하게 된다. (그림 2.3)

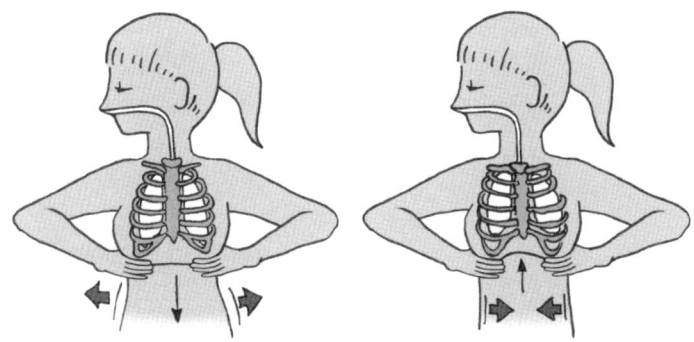

흡기 시 횡격막은 아래로 내려간다. 양 손으로 갈비뼈 아래를 만져보면 갈비뼈가 바깥쪽으로 팽창하는 것을 느낄 수 있다. 하복부도 함께 부풀어 오른다.

반대로 호기 시 횡격막은 위로 올라가고, 갈비뼈와 복부의 위치도 원상태로 돌아온다.

그림 2.3

근육의 수축에는 두 가지가 있는데, 하나는 구심적 수축이고 또 하나는 원심적 수축이다. 구심적 수축은 '중심을 향한 수축'으로, 수축이 발생할 때 근육의 끝과 끝이 가까워지는 것이다. 팔을 구부릴 때 팔뚝 앞부분의 이두박근이 근육의 중심부분으로 수축하면서 팔을 몸통 쪽으로 굽히는 것이 한 예이다. 반면에 원심적 수축은 수축이 근육의 중심 부분에서 멀어지면서 나타나는 것으로, 예를 들면 두 사람이 팔씨름을 할 때, 지고 있는 사람의 팔이 몸 바깥쪽으로 넘어가 버티기를 하는 상태에서 일어나는 수축이다. 이때 이두박근은 여전히 강력한 수축을 하고 있으며, 원심적 수축을 통해 근육에서 생기는 힘은 구심적 수축 때보다 더 크다.

횡격막으로 숨을 들이마시면 복근은 원심적 수축으로 인해 단련되는데, 그 효과는 윗몸일으키기보다 뛰어나다. 기공을 하는 사람들은 복근이 "왕(王)"자는 아니어도 배 위에 돌을 올려놓고 부술 수 있을 정도로 단단한데, 그것은 횡격막호흡을 통해 복근을 단련했기 때문이다.

많은 사람들은 횡격막호흡으로 복근을 단련하면 배가 더 튀어나오지 않을까 염려하지만, 전혀 그렇지 않다. 오히려 숨을 마실 때마다 복근이 원심적 수축을 하기 때문에, 근육의 유연성과 힘이 더 강해진다.

복부의 압력이 높아지면 그만큼 척추가 안정적이고 단단해진다. 그러면 허리와 목의 통증을 줄일 수 있으며, 통증의 재발을 막는 효과까지 생긴다.

단전과 횡격막을 팽창시키자.

횡격막호흡은 횡격막이 내려가는 깊이와 복부가 튀어나오는 위치에 따라 다르다. 호흡을 할 때 상복부가 불룩하게 나온다면 그것은 사실 복식호흡이다. 반면 호흡을 할 때 배꼽 아래 부분이 불룩해지면 이것이 바로 횡격막호흡이자 단전호흡이다. 단전이란 배꼽 3인치 아래 부분을 말하는데, 원래 도가(道家) 수련의 내단(內丹) 중 정기신(精氣神)에서 쓰는 전문용어지만, 현재에는 다양한 분야에 널리 쓰이고 있다.

체코 찰스대학의 카랄(Kolar) 교수는 복부뿐 아니라 사타구니 근육까지 불룩하게 나와야 가장 깊이 있는 횡격막호흡이 된다고 말한다.

복식호흡과 횡격막호흡은 비슷하지만, 그 기능과 건강에 미치는 영향은 크게 다르다. 배만 팽창시키는 호흡은 그 효과가 사실 미비하다. 그러한 호흡은 골반 근육의 힘을 단련시킬 수도 없고, 복부 혈액 순환에도 도움이 되지 않는다. 하지만 하복부의 단전을 이용하여 숨을 쉬면, 카랄 교수가 주장한 바와 같이 심도 있는 호흡이 가능해지고 건강에도 큰 도움이 된다.

횡격막호흡의 유익은 폐의 구조를 보아도 알 수 있다. 정상적인 상태에서 폐 내의 압력은 760mmHg로, 이는 대기의 압력과 동일하다. 그런데 횡격막으로 숨을 들이마시면 횡격막이 아래로 내려가 흉강의 압력이 외부의 대기 압력보다 낮은 상태가 되고, 그러면 기압이 높은 외부에서 기압이 낮은 폐 안으로 공기가 유입되어 흉곽이 팽창한다. 폐는 구조상 아래 부분이 더 넓은데, 여기에 횡격막의 하강으로 폐의 압력이 낮아져 더욱 효율적으로 깊은 숨을 마실 수 있게 되는 것이다.

그뿐 아니라 폐의 혈관은 아랫부분에 더 많이 몰려 있기 때문에 호흡을 깊게 하면 피가 이산화탄소를 더 많이 운반할 수 있어 호흡 본래의 기능을 100% 실현시킬 수 있게 된다.

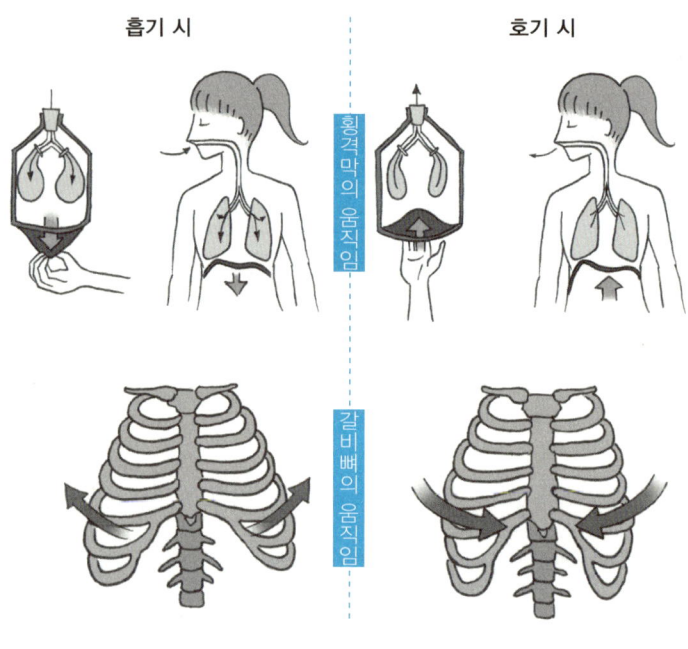

그림 2.4
숨을 들이마시고 내쉴 때 횡격막과 폐, 갈비뼈가 움직이는 원리와 과정.

숨을 내뱉는 시간은 들이마시는 시간보다 2배는 더 길어야 한다.

폐는 탄성이 있기 때문에 숨을 들이마실 때 팽창하고 내뱉을 때 제자리로 돌아온다. 이때 횡격막이 천천히 수축하면서 폐가 제자리로 돌아오도록 그 탄성 속도를 조절한다. 안정된 상태에서는 횡격막이 그 외의 특별한 기능을 하지 않는다.

하지만 숨을 깊이 들이마시게 되면 폐가 과도하게 팽창된 만큼 되돌아오려는 탄성 또한 커진다. 이에 따라 횡격막이 수축하려는 힘도 강해진다.

이때 횡격막의 기능은 숨을 뱉는 동작에 힘을 가하는 것이 아니라, 폐의 탄성을 알맞은 속도로 조절하여 폐가 안정

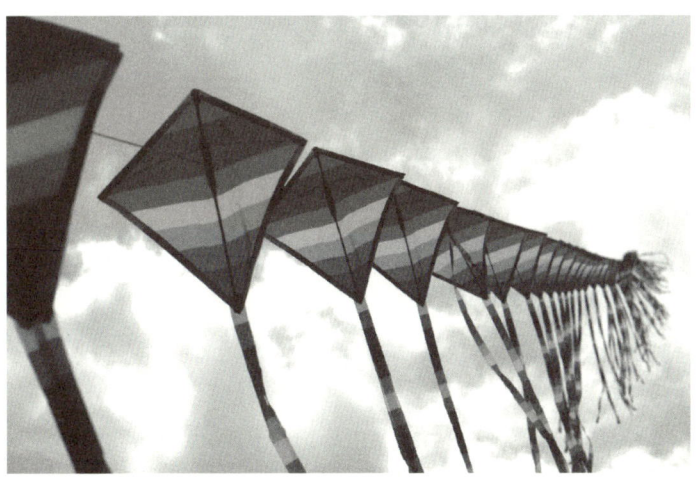

을 찾도록 돕는 것이다.

따라서 횡격막호흡 시에 숨을 내뱉는 시간은 들이마시는 시간보다 길어야 한다. 2배 정도가 적당하다. 가장 좋은 것은 숨을 모두 내쉰 후 잠깐 동안 멈춘 다음 다시 들이마시는 것이다.

호흡은 조절이 가능하다.

인체 기관 중 자동적으로 움직이면서도 의지에 따라 조절이 가능한 부분은 호흡밖에 없다. 호흡은 우선 소뇌의 연수(延髓)와 뇌교에서 자동적으로 조절한다. 이 조절센터에서 호흡 근육에 신호를 보내면 호흡 근육은 스스로 그리고 지속적으로 호흡을 진행하는데, 이 흐름은 우리가 의식하지 못한다.

조절센터는 동맥에 녹아 있는 산소와 이산화탄소의 양 그리고 산성도에 따라 호흡의 빈도와 깊이를 조절한다. 대동맥에 있는 화학수용체가 호흡센터에 신호를 보내면 호흡센터에서 필요에 따라 호흡량을 늘리거나 줄이는 것이다.

예를 들어, 우리가 운동을 하면 이산화탄소량이 급격히 증가한다. 그러면 동맥 내에 있는 화학수용체를 자극하고, 그 화학수용체는 호흡센터에 신호를 보내게 된다. 호흡센터에서는 그 신호에 따라 이산화탄소량을 줄이고 산소 공급을 늘리기 위해, 호흡근육에 잦고 깊은 호흡을 명령한다. 그래서 운동 시에는 급하게 숨을 몰아쉬는 것이다.

그러다가 운동을 멈추면 호흡이 점차로 안정되어 이산화탄소가 정상 수치로 회복된다. 그러면 호흡센터도 호흡의 빈도를 예전 상태로 되돌리라는 명령을 한다.

하지만 다른 내장기관과 달리 호흡은 우리의 의지에 따라 주체적으로 조절할 수도 있다. 이때의 조절은 연수나 뇌교가 아니라 대뇌피질에서 이루어진다. 예를 들어, 말이나 노래를 할 때 혹은 악기를 연주하는 등 특별히 힘이 필요한 경우 잠시 호흡 방식을 변경하는 것이 이러한 의지적 조절이다.

요통과 경추 통증, 요실금 개선에 효과적인 횡격막호흡

횡격막호흡은 척추를 바로잡아줄 뿐만 아니라 요실금을 개선하는 효과도 있다.

연구에 따르면, 만성 요통 환자는 횡격막의 위치가 일반인들보다 높다. 이는 요통 환자들이 횡격막을 제대로 활용하고 있지 않다는 뜻이다. 횡격막호흡은 복부의 압력을 증가시켜, 척추에 힘을 불어넣는다. 복근을 단단하게 만들고 복근의 압력을 높임으로써, 척추를 고정시키는 데 도움을 주는 것이다. 따라서 횡격막호흡으로 복근과 척추를 단련시키면 요통과 경추의 통증을 줄이고, 척추측만증까지 바로잡을 수 있다.

뿐만 아니다. 횡격막이 아래로 내려가면 복강 내부기관이 압력을 받는 동안 골반 근육에도 힘이 들어가는데, 이 힘을 골반 근육보다 더 낮은 곳까지 밀어내리게 되면 압박성 요실금의 위험도 줄일 수 있다. 횡격막이 수축하면 골반 근육도 동시에 같은 방향으로 수축하는데 이때 방광경(膀胱頸)이 주변 압력에 의해 눌리게 되어, 마치 수도꼭지를 잠그는 것과 같이 요도를 닫아 요실금을 개선하는 것이다.

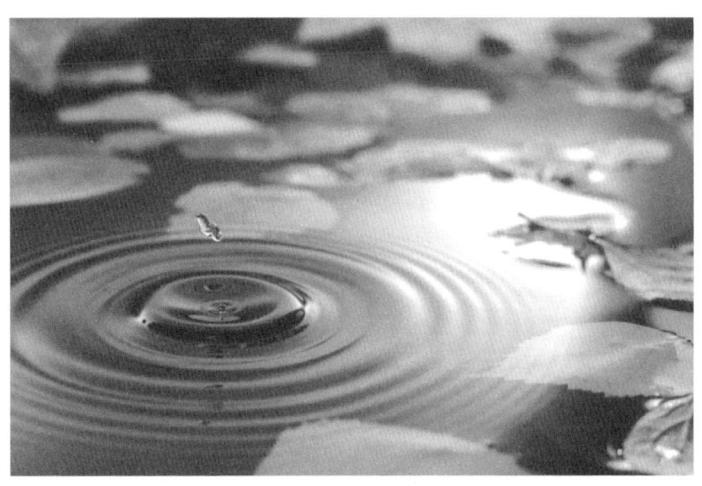

위산 역류 재발 방지 및 갱년기 조열 개선 효과

연구에 따르면, 횡격막호흡은 식도의 개폐 기능을 개선하여 위산의 역류를 막아준다. 복강 내의 장기는 모두 다량의 헤모사이아닌(혈청소)을 가지고 있는데, 편안하고 안정적인 횡격막호흡은 규칙적으로 내부 장기를 마사지하여 복부의 림프와 혈액의 흐름을 촉진시키는 동시에 헤모사이아닌의 분비를 도와 몸을 이완시켜주는 것이다.

횡격막호흡 연구를 통해 알게 된 또 하나의 사실은 이 호흡이 갱년기 조열(潮熱) 증상 개선에도 효과적이라는 것이다. 이 호흡은 생리적인 부분과 심리적인 부분에도 영향을 줄 뿐만 아니라, 체내의 생화학 작용에도 영향을 준다. 호흡으로 부교감 신경을 자극하여 체내 에너지를 만들어내기 때문이다. 이렇게 만들어진 에너지는 몸의 면역력을 강화시키고 정상적인 온도를 유지하는 데 도움을 준다.

횡격막호흡은 또한 정신적인 부분에도 영향을 미친다. 횡격막호흡은 숨골에서 나오는 뇌신경 중 하나인 미주신경을 통해 부교감신경을 자극시키고 호흡계통, 심혈관계통, 소화계통 및 신경계통에 긍정적인 영향을 준다.

분노가 일거나 화가 나면 심장이 빨리 뛰고 혈압이 높아지며 호흡이 가빠진다. 동공이 커지거나 땀이 나기도 한다.

이때 분노에 대한 신체적 반응 중에서 우리가 조절할 수 있는 것은 호흡뿐이다. 호흡을 잘 조절하여, 의식적으로 숨을 천천히 쉬거나 균일하게 쉰다면 심장 박동이 원만해지고 혈압이 낮아지며 땀 배출량도 감소할 것이다. 이렇게 혈류가 회복되면 손발이 따뜻해지면서 점차 마음의 평정을 찾을 수 있게 된다.

이처럼, 호흡을 통해 우리는 조절할 수 없는 생리적 활동들을 간접적으로 통제할 수 있다. 그렇기 때문에 횡격막호흡은 "몸과 마음의 교량"이라고도 불린다. 일행선사와 고엔카 선생(Satya Narayan Goenka)은 "우리는 시시각각 본인의 호흡을 살피고, 객관적으로 그 원인을 찾은 뒤 호흡을 조절해야 정서와 마음을 안정시킬 수 있다."고 강조했다.

참고 자료

1. 一行禪師 : 《真正的家》, 立緒文化事業有限公司, 2012.
2. Germain BC, *Anatomy of Breathing*, Eastland Press 2006.
3. Kapreli E et al, *Respiratory dysfunction in chronic neck pain patients, A pilot study*, Cephalalgia 2009; 29:701-10.
4. Kolar P, *Dynamic Neuromuscular Stabilization, A developmental kinesiology approach*, Instructional Course, 2012.
5. Kolar P, *Postural Function of the Diaphragm in Persons With and Without Chronic Low Back Pain*, Journal of Orthopaedic & Sports

Physical Therapy, 2012; 42 (4) : 352-362.

6. Talasz H et al. *Phase-locked parallel movement of diaphragm and pelvic floor during breathing and coughing—a dynamic MRI investigation in healthy females*. Int Urogynecol J 2011; 22:61-8.

7. Masaoka Y, Homma I. *Anxiety and respiratory patterns: their relationship during mental stress and physical load*. International Journal of Psychophysiology 1997; 27:153-159.

8. Zivkovic V et al. *Diaphragmatic breathing exercises and pelvic floor retraining in children with dysfunctional voiding*. Europ J Phys Rehabil Med 2012; 48: 413-21.

Chapter 03
흉식호흡: 응급상황에서 나타나는 호흡

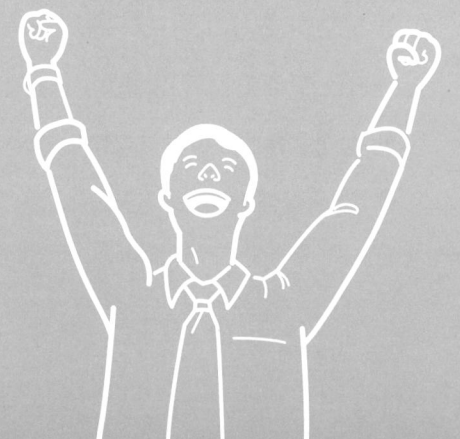

Chapter 03
흉식호흡: 응급상황에서 나타나는 호흡

제목에서 보는 바와 같이, 흉곽을 사용한 호흡은 정상적인 호흡법이 아니다. 흉식호흡은 아이보다 어른에게, 남성보다는 중년 여성들에게 더 많이 나타난다. 특히, 감성적이거나 완벽주의적 성격을 가진 여성에게서 자주 목격된다. 이런 성격을 가진 여성들은 숨을 매우 가쁘게 쉬는 습관을 가지고 있으며, 발화의 양과 속도도 매우 빠른 편이다.

흉부를 사용한 호흡은 특별한 상황을 위한 호흡이다. 격렬한 운동을 할 때나 한 번에 많은 숨을 들이쉬어야 하는 응급 상황에서 해야 하는 호흡이다. 따라서 안정적인 상태에서는 당연히 흉부가 아니라 횡격막을 사용해서 호흡해야 한다. 하지만 현대인들의 상황은 사실 안정적이지 않다. 변화무쌍한 상황 속에서 항상 긴장할 수밖에 없고, 그래서 흉식호흡을 할 수밖에 없다.

몸을 꼭 죄는 옷을 입으면 흉식호흡을 할 수밖에 없다.

흉식호흡은 횡격막호흡과 크게 다르다. 정상적인 호흡에서라면 횡격막이 수축하면서 내려갈 때 흉강 내의 압력을 낮추고, 그러면서 흉강이 팽창되어 폐로 들어오는 공기의 양이 많아진다. 이는 마치 혈액 검사를 할 때 주사 바늘을 혈관에 꽂고 주사기의 밀대를 뽑으면 주사기 안의 압력이 낮아져 혈액이 주사기 통 안으로 들어가는 원리와 같다. 즉, 횡격막이 주사기의 밀대 역할을 하면서 폐의 압력을 낮춰 공기를 폐로 끌어들이는 것이다. 그러나 흉식호흡은 가슴의 윗부분을 팽창시켜 공기를 흡입하는 것이기 때문에 호흡량이 적고 또 얕다. 따라서 흉식호흡은 정상적인 호흡 방법이 아니다. 특별할 때 해야 하는 보조적인 호흡 방법이다.

본인이 흉식호흡을 하고 있는지를 확인하는 방법은 매우 간단하다. 흉식호흡은 숨을 마실 때 목옆의 두 근육이 수축하면서 상승하고, 견갑골도 함께 올라간다. 그리고 가슴 전체가 넓어지고 복부가 수축한다. 이러한 호흡은 매우 짧고 얕으며 빠른 것이 특징이다.

어릴 때 우리는 모두 횡격막으로 호흡했지만, 성장 이후에는 대부분의 성인이 흉식호흡을 한다. 그들에게 호흡이 잘못되었다는 것을 지적하면, 그토록 오랫동안 잘못된 방법으로 호흡하고 있었다는 사실에 크게 놀란다. 사람들은 왜 이렇게 잘못된 방법으로 호흡을 하고 있을까? 그것은 그들의 습관과 문화, 생활 리듬과 관련이 되어 있다.

사람들은 보통 허리가 호리병처럼 가늘고 얇은 몸매를 가져야 건강하다고 생각한다. 19세기 초, 여성들은 코르셋과 같은 허리 복대로 허리를 더 가늘게 만들었다. 오드리 헵번의 영화 〈마이 페어 레이디〉에서 볼 수 있듯이, 숙녀들은 허리의 코르셋을 더 꽉 조이기 위해 다른 사람의 도움이 필요할 정도였다. 40년 전부터 청바지가 세상에 나와 허리를 동여매는 패션이 유행하면서 복식호흡은 더욱 어려워졌다. 청바지가 나오기 전에는 바지 사이즈가 대부분 넉넉해 멜빵이나 허리띠를 차야만 했다. 당시에는 복식호흡에 문제가 없었다.

게다가 최근에는 20년 넘게 보정속옷의 열풍이 불었다. 보정 속옷을 입은 현대인들은 복부에 받는 압박으로 더 이상 복식호흡을 할 수 없게 되었고, 따라서 흉부로 호흡을 할 수밖에 없다. 이제는 '군살 없는 뱃살'이 현대인들이 선망하는 몸매이자 건강의 기준이 되었다. 또한 적지 않은 사람들이 복근을 만들기 위해 누운 자세로 운동을 한다.

일반적으로 대중들은 쏙 들어간 허리가 건강함의 지표라고 생각한다. 반대로 복부가 물렁하고 퍼져 있으면 건강하지 않다고 생각한다. 이러한 잘못된 사고가 우리 몸을 흉식호흡으로 이끌었다. 심지어 어떤 치료사는 환자에게 자리에 앉을 때와 일어날 때 복부를 수축해야 한다고 신신당부하기도 한다.

이러한 모습을 보고 의문이 들었다. 왜 석가모니의 배는 그렇게 클까? 기공 사부들은 배로 돌을 깨부수기도 하는데, 왜 배에 초콜릿 복근은 없고 오히려 말랑말랑할까? 도대체 복근이 단단한 사람과 복부에 탄성이 있고 부드러운 사람 중 누가 더 건강한 사람일까?

자세가 잘못되면 흉식호흡을 하게 된다.

자세가 좋지 않으면 복부에 가해지는 압력이 늘어나 흉식호흡을 하게 된다. 등이 굽은 사람은 등이 앞으로 쏠려있기 때문에 복부의 압력이 늘어나고, 횡격막이 충분히 내려가지 못해 흉식호흡을 하게 된다. 또 앉아 있을 때 허리를 앞으로 구부리거나, 의자에 눕듯이 엉덩이를 쭉 빼고 앉는 등 바르지 않은 자세도 복강의 압력을 증가시켜 횡격막호흡을 방해한다. 복부에 압력이 가해지면, 몸은 어쩔 수 없이 흉식호흡을 택하게 된다. (그림 3.1)

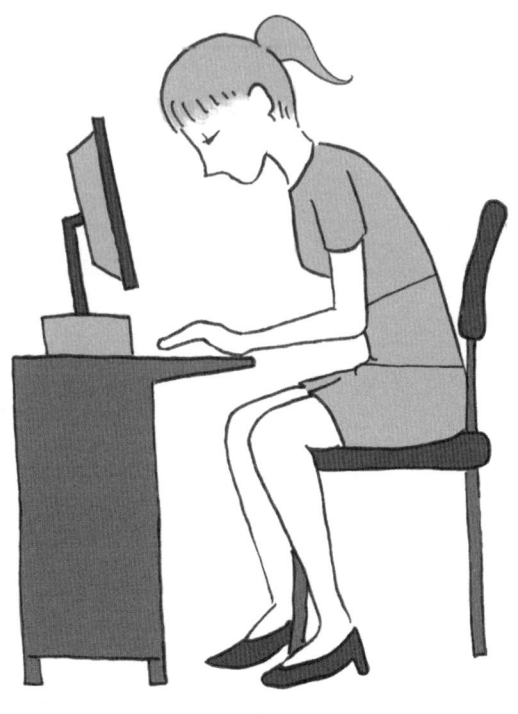

그림 3.1 횡격막
등이 굽으면 횡격막 팽창에 방해가 되기 때문에 흉식호흡을 할 수밖에 없다.

    임산부도 흉식호흡을 한다. 태아가 자궁에서 자라나면서 뱃속 공간이 부족해져 복부 압력을 증가시키기 때문이다. 횡격막이 하강할 공간도 당연히 부족해지기 때문에, 임산부는 자연적으로 횡격막호흡보다 흉식호흡을 하게 된다. 이 외에도 임산부의 호흡에 영향을 미치는 것은 또 있다. 바로 호르몬이다. 호르몬의 영향으로 임산부는 호흡이 빨라진다. 그렇게 산모는 9개월 동안이나 흉식호흡을 하게 되고, 그것이 습관이 되어 아기를 낳은 후에도 계속 흉식호흡을 한다.

우리 몸을 흉식호흡으로 이끄는 또 하나의 원인은 '생활 속에서 긴장하는 습관'이다. 긴장하면 우리 몸은 숨을 더 빨리 쉬어서 응급 상황에 대비한다. 긴장할 때의 호흡을 조금만 살펴본다면 자신의 숨이 얼마나 빠르고 거칠게 변하는지 알 수 있을 것이다. 거꾸로, 빠른 흉식호흡이 사람을 더 긴장하게 만든다고도 볼 수 있다. 숨 가쁜 호흡이 몸을 긴장하게 만드는 것인지 아니면 긴장으로 인해 호흡이 빨라지는 것인지는 단정하기 힘들지만, 호흡과 긴장 이 두 가지가 서로 영향을 주고받는다는 것만은 확실하다.

이처럼 응급 상황에나 어울리는 호흡법이 오늘날 우리들의 생활 습관이 되어 버렸다. 이를 개선하기란 쉽지 않다. 최근의 한 연구에 따르면, 사람들은 휴대전화로 메시지를 보낼 때 숨을 더 빨리 쉬는 경향이 있다고 한다. 메시지를 받았을 때는 숨을 빠르게 쉬는 정도가 아니라, 숨 쉬는 것을 멈추기까지 한다. 이렇듯 전화를 하면서 걸어 다니거나, 말할 때 숨을 헐떡이다 보면 본인도 모르는 사이에 흉식호흡을 하게 된다. 이러한 잘못된 호흡 방법은 이미 일상이 되었다. 인식하지 않거나 주의하지 않고, 또 교정하려는 노력이 없다면 결코 개선할 수 없다.

흉식호흡으로 인해 나타나는 증상

가슴으로 숨을 쉬면 다양한 증상들이 나타난다. 먼저, 흉식호흡으로 인해 산소 흡입량이 적어지면서 쉽게 피로를 느낀다. 또한 목과 어깨, 등에 불편함과 통증을 느끼고, 정서적인 장애를 겪기도 한다.

폐는 위가 좁고 아래가 넓은 삼각형 모양을 하고 있으며,

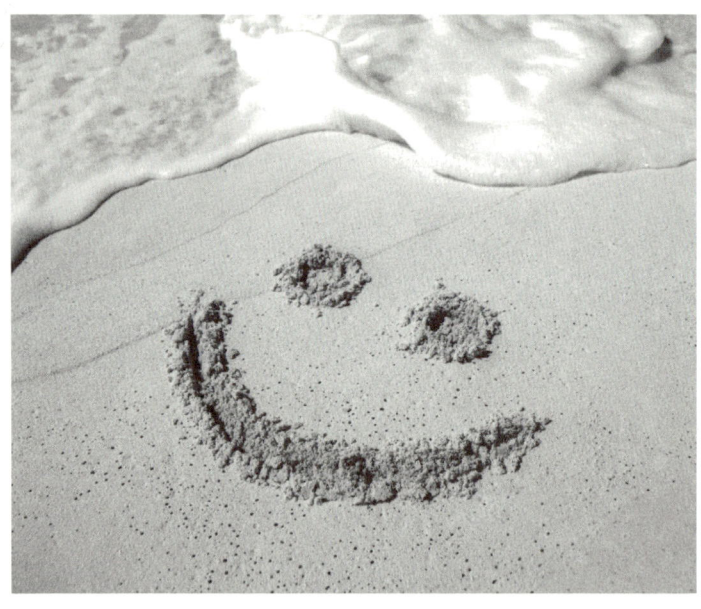

따라서 윗부분보다는 아랫부분에 혈관이 더 많이 모여 있다. 하지만 흉식호흡을 할 때에는 폐의 위쪽만 팽창하기 때문에 폐의 1/3만 사용하게 되고, 이로 인해 산소가 폐의 혈관을 따라 온몸으로 전달되지 않는다. 즉, 흉식호흡은 산소 공급을 방해하여 사람을 쉽게 피로하게 만드는, 비효율적인 호흡 방법이다.

흉식호흡을 할 때 사용되는 근육은 목과 흉부에 있는 근육인데, 그 중 좀 큰 것은 어깨와 연결된 목빗근[1]뿐이고, 나머지는 매우 작은 근육들이다. 그런 작은 근육들이 숨을 쉴 때마다 크고 무거운 흉곽 자체를 들어 올린다고 생각해 보라. 그 근육들에 가해지는 부담은 상당하다.

흉식호흡으로 분당 15회 숨을 쉰다고 가정한다면, 하루의 호흡 횟수는 20,000번을 넘어선다. 이대로라면 우리의 경부 근육이 받을 피로가 얼마나 클지 상상할 수 없다.

목빗근은 양쪽으로 뻗어 목과 연결되어 있다. 이때 목빗근이 계속 수축되어 있으면 거북목이 된다. 그러면 경추 통증을 유발할 뿐만 아니라 관자놀이 통증이나 어지럼증도 유발한다. 게다가 거북목은 기도를 좁혀 입으로 숨을 쉬게 하

---

[1] sternocleidomastoid muscle, 목 부분에 위치하며 복장 뼈의 위 끝과 빗장뼈의 안쪽 끝에서 시작하여 귀의 뒤쪽 꼭지돌기로 비스듬히 뻗어 있는 크고 긴 근육.

는데, 입으로 숨을 쉬면 건조한 공기가 습윤한 코를 지나지 않고 직접 기도로 들어가기 때문에, 기관(氣管)을 자극해 마른기침을 유발한다.

흉식호흡을 하면 흉곽이 올라오면서 목과 어깨 사이에 위치한 앞목갈비근[2]과 큰가슴근 아래에 위치한 작은가슴근이 모두 수축한다. 앞목갈비근 뒤에는 팔뚝과 팔의 신경, 그리고 혈관이 있다. 흉식호흡으로 이 앞목갈비근이 수축되면 주변 근육이 팽창하면서 앞목갈비근 뒤에 있는 신경과 혈관을 압박하는데, 이 압박으로 인해 손에 마비가 오거나 손이 차가워지게 된다. 또한 작은가슴근은 앞가슴에서 어깨까지 연결되어 있는데, 잦은 수축은 어깨를 앞으로 기울게 만들어 등의 온도를 떨어뜨린다. 이로 인해 등이 차가워지고, 오십견으로 발전하기도 한다.

흉식호흡 시 정서 불안 및 혈당, 혈지방 상승

흉곽을 들어 올리려면 매우 많은 근육을 사용해야 한다.

---

[2] 목 깊숙이 있는 근육은 앞목갈비근·중간목갈비근·뒤목갈비근·최소목갈비근으로 나뉜다.

하지만 흡입된 산소량이 적어 근육에 매우 무리가 간다. 그렇기 때문에 흉식호흡은 정상적인 호흡 방법이 아니고, 격렬한 운동을 하거나 긴장했을 때 응급용으로 하는 부차적인 호흡 방법이다.

이 방법으로 호흡을 계속하게 되면 불안, 초조 등이 반복되어 정서 불안이 나타날 수 있으며, 심한 경우 불면증이 올 수도 있다. 또한 교감신경에 자극을 주기 때문에 혈관이 수축되고 혈압이 높아진다.

흉식호흡은 또한 신체분해 상태를 만든다. 흉식호흡은 원래 긴장할 때 나타나는 호흡이기에 교감신경을 자극하는데, 교감신경이 자극되면 단백질, 지방, 탄수화물의 합성을 멈추게 할 뿐 아니라, 이 물질들의 분해를 가속화시키고 에너지를 전달한다. 이것이 바로 신체분해 상태이다. 따라서 흉식호흡을 하면, 혈액 내의 혈당, 지방, 저밀도 단백질의 수치가 높아져 더 많은 에너지를 생산하고, 혈당과 혈지방의 수치를 증가시킨다. 하지만 세포의 회복 능력과 면역력은 오히려 떨어진다.

결론적으로 말해, 흉식호흡은 필요하다. 응급 상황이나 격한 운동을 할 때는 꼭 필요하다. 하지만 그것은 특별한 상황일 뿐, 일반적인 상황에서 하는 흉식호흡은 비효율적일 뿐 아니라, 오히려 건강을 해칠 수 있는 부적합한 호흡이다.

참고 자료

1. DeBeck LD et al, *Heart rate variahility and muscle sympathetic nerve activity response to acute stress: the effect of breathing*. AM J Physiol Regul Integr Comp Phusiol 2010; 299; R80-R91,

2. Kapreli E et al, *Respiratory dysfunction in chronic neck pain patients, A pilot study*. Cephalagia 2009; 29:701-710,

3. Lin IM, Peper E, *Psychophysiological Patterns During Cell Phone Text Messaging: A Preliminary Study*. Appl Psychophysiol Biofeedback 2009; 34:53-57,

4. Perri MA, Halford E, *Pain and faulty breathing: a pilot study*. Journal of Bodywork and Movement Therapies 2004; 8, 297-306,

5. Wirth B et al, *Respiratory dysfunction in patients with chronic neck pain, Influence of thoracic spine and chest mobility*. Manual Therapy 2014; 1-5,

Chapter 04

여성에게 흔한 과호흡 증후군

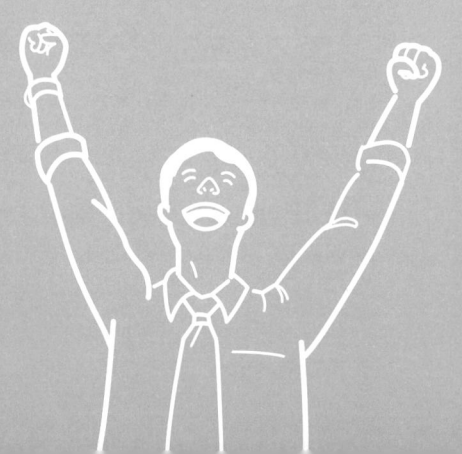

Chapter 04
여성에게 흔한 과호흡 증후군

필요 이상으로 호흡이 잦은 사람들은 "과호흡 증후군"을 의심해 볼 수 있다. 정확한 의학적 명칭은 "과도환기"(過度換氣)라고 하는데, 호흡이 빨라서 공기가 과도하게 흡입될 때 체내의 이산화탄소 수치를 떨어뜨려 각종 질병을 야기하는 것을 말한다. 과호흡 증후군을 앓고 있는 사람은 혈중 이산화탄소 농도가 상당히 높고, 체내의 이산화탄소 수치가 매우 낮은 편이다. 환자의 50%~70%가 장기간 이러한 상태를 유지한다.

급성 과호흡과 만성 과호흡의 차이

일반적인 경우 호흡은 1분당 10~12회 정도 진행되며, 1회에 약 500ml의 공기가 흡입된다. 1분이면 그 양은 5~6L에 달한다. 그러나 예를 들어 죽을 고비를 넘기는 경우, 막차를 타려고 서두르는 경우, 혹은 초조하거나 긴장하거나 분노하는 등 급박한 상황에 이르게 되면 호흡의 빈도는 확연히 늘어난다.

급한 상황에서 호흡은 분당 15~20회까지 늘어나며, 1회 호흡량도 700ml에 달한다. 그러면 1분에 흡입하는 공기의 양은 12~15L로, 정상적인 호흡에 비해 2~3배 많아진다. 먹는 걸로 비유하자면, 하루에 세 끼 먹는 것을 여섯 끼로 늘리는 것과 같다. 당연히 건강에 무리가 올 수밖에 없다.

과호흡은 급성과 만성으로 나눌 수 있다. 예를 들어 아기가 우는 경우, 혹은 큰 사고를 당한 경우에 나타나는 것이 급성 과호흡이다. 돌발 상황에 따라 심한 환자들은 안면마비나 손 떨림 증상이 나타나기도 하며, 심지어 기절하는 경우도 있다.

그에 반해 만성 과호흡은 매우 보편적으로 나타난다. 대략 성인의 10%가 만성 과호흡을 겪고 있으며, 특히 여성에게서 많이 나타난다. 이는 통상적으로 불안장애와 관계가 있다. 보통은 가슴 통증이나 심계항진 등을 동반하기 때문에 심장에 문제가 있다고 생각하지만, 사실은 호흡이 문제이다. 환자들에게 호흡에 대해 말하면 대부분은 반신반의한다. 하지만 소수의 사람들은 이 처방을 받아들이고, 기공이나 좌선, 정좌 훈련 같은 것을 통해 호흡법을 개선한다. 그리고 점차로 통증에서 벗어난다.

급성 과호흡 사례 1: 두통, 경추 통증, 손 마비

20대 여성 시(施) 씨는 목과 어깨에 잦은 통증과 피로를 느꼈다. 가끔은 손에 마비 증상도 나타났다. 그녀의 목은 길었고, 어깨는 살짝 기울어져 있었다. 무엇보다 사람을 상대할 때 긴장하는 습관을 가지고 있었다. 하지만 목 엑스선 검사 결과가 정상이었고, 다만 목 뒤 근육의 힘이 부족해 보였기에 치료사는 목 근육 힘 검사를 해보자고 했다.

하지만 치료사가 그녀를 검사하려는 순간, 그녀의 호흡에 심각한 문제가 있다는 사실이 발견되었다. 검사 도중엔 시

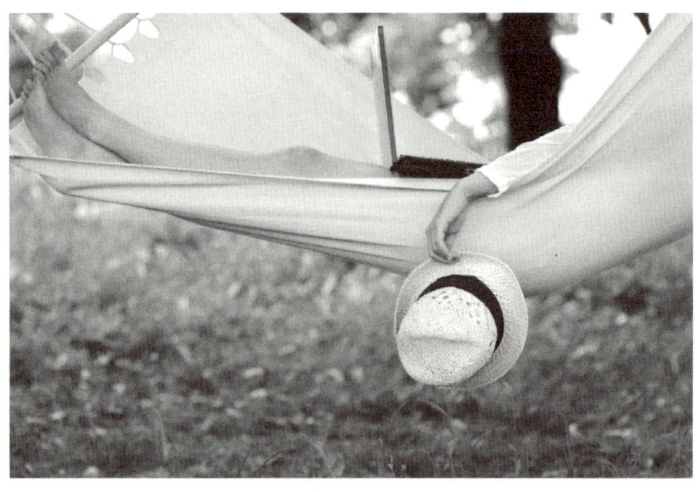

씨도 점차 숨을 쉬는 것을 힘들어했다. 마치 세상에 공기가 하나도 없는 것처럼 시 씨는 명치에 심한 압력을 느꼈고, 어지럼증과 더불어 손과 팔에 마비가 온 것을 느꼈다. 게다가 손발이 떨리고 제대로 서있을 수 없는 상태가 되자 굉장한 두려움에 사로 잡혔다. 이 모습을 본 치료사는 조심스레 그녀를 부축해 침대로 옮겼다.

10분 정도가 지났음에도 그녀의 호흡은 여전히 빨랐으며, 손발의 마비와 경련은 더욱 심해졌다. 가슴은 답답해지고, 입 주변까지 마비되기 시작했다. 그녀는 즉시 병원으로 옮겨졌다. 하지만 검사 결과 아무런 이상이 없었다.

의사는 그녀의 증상을 급성 과호흡 증후군이라고 진단 내리고, 안정을 취하라고 처방을 내렸다. 1시간 정도 지나자 손발의 마비와 떨림 증세가 가라앉기 시작하더니, 이내 완전히 회복하여 스스로 걸어서 퇴원하였다.

이것은 전형적인 급성 과호흡 증후군의 증상으로, 이를 겪은 환자는 매우 놀라거나 공포에 빠지곤 한다. 급성 과호흡 증후군은 쉽게 진단할 수 있다. 일반적으로 갑작스럽게 나타나는 특징이 있으며, 손가락과 얼굴 부분에 마비가 오고 호흡이 급해진다. 어지럼증을 느끼거나 기절하기도 한다. 이는 과호흡으로 이산화탄소의 농도가 낮아지면서 칼슘 이온도 함께 줄어들어 환자의 감각과 운동신경이 자극을 받았기 때문이다.

급성 과호흡 사례 2: 의식불명, 호흡 정지

다음은 한 미국 의사가 독일에서 육군 정신과를 담당했을 때 겪은 사례이다.

> 어느 날 저녁, 응급실에서 당직을 서고 있을 때였다. 복도 끝에서 울음소리가 들리더니 소란이 일기 시작했다. 곧이어 성인 여성 5명이 15~16세 정도로 보이는 소녀 한 명을 데리고 다급히 응급실로 들어왔다. 응급실에서 잠시 안정을 취한 뒤, 그들은 내게 방금 일어났던 일을 차근차근 설명하기 시작했다. 병원에 오기 전 그들은 테니스를 치고 있었는데, 이 소녀가 운동 중 여러 차례 의식을 잃었다는 것이다.
> 우리가 이야기하는 동안에도 소녀는 응급실 침대에 앉아 급하고도 깊게 숨을 쉬고 있었다. 마치 누군가에게 쫓기는 것 같았다.

이 미국 의사는 여성들의 설명을 들으며 소녀의 호흡에 집중했다.

빠른 호흡은 보통 천식, 과민성 쇼크, 기도 막힘 등 다양한 증상들을 유발하지만, 이 소녀의 경우는 그래도 편안한 상태였고, 자기의 호흡이 빠르다는 것을 스스로 인지하는 정도는 되었다.

하지만 의사가 소녀에게 어쩌다 이렇게 되었는지 물었을 때, 소녀는 대답할 틈도 없이 갑자기 침대에 쓰러지면서 호흡을 멈춰버렸다. 함께 온 여인들은 놀라서 비명을 지르며 오열하기 시작했다. 그러나 검사 결과, 소녀의 맥박은 여전히 뛰고 있었으며, 정상적이고 또 규칙적으로 뛰고 있었다.

사람의 뇌에는 두 개의 호흡 통제 센터가 있다. 하나는 이산화탄소 농도와 연관된 센터이고 다른 하나는 산소 수치와 연관된 센터이다. 전자는 이산화탄소의 농도가 증가할 때 호흡을 빠르고 깊게 쉬도록 명령하고, 후자는 혈액 내의 산소가 부족하면 호흡을 하도록 자극한다. 이렇게 두 호흡 센터가 조화를 이루며 호흡을 조절하는데, 문제는 혈액 내의 이산화탄소 농도가 낮아지고 산소 농도가 기준치보다 높아질 때이다. 그러면 충동적으로 호흡 정지가 발생한다. 이것이 바로 소녀의 호흡이 갑자기 멈춘 이유이다.

얼마 지나지 않아 소녀의 호흡은 회복되기 시작했다. 처음에는 매우 얕고 느렸으나 점차 정상 수준으로 돌아왔다. 소녀가 깨어난 것을 확인한 의사는 소녀에게 말을 걸었다.

하지만 그 순간 소녀의 호흡은 다시 빨라졌다. 소녀는 의사의 말에 대답조차 하지 못했다. 함께 온 여성들은 그 상황을 보고 다시 큰 소리로 울기 시작했다.

예전에 이런 일도 있었다. 간혹 젊은 여성들은 히스테리 증상을 보이기도 하는데, 사람들은 그 원인이 무엇인지 잘 모른다. 한 여학생이 학교에서 졸도와 구토를 연달아 한 사례가 있었다. 담당 의사는 그러한 사례를 본 적이 없어, 과호흡의 이러한 극적인 증상을 고치기 위해 가족들에게 협조를 구했다.

여학생이 다시 졸도하자 의사는 그 여학생을 바닥에 놔둔 채, 가족들에게는 검사실에서 퇴실해달라고 요청했다. 그리고 방문을 열어 놓고 여학생을 혼자 두었다. 여학생을 격리시키고자 한 행동이었다. 그녀는 아마 의사가 굉장히 무정하고 비전문적인 사람이라고 생각했을지도 모른다. 그러나 20여분이 지난 뒤 여학생은 화가 난 상태로 검사실에서 걸어 나왔고, 가족들과 10~15분 정도 떠든 뒤 병원을 떠났다.

이처럼 급성 과호흡 증상은 매우 극적이어서 응급실에서 자주 목격된다. 반면에 만성 과호흡 증후군은 많은 사람들에게 나타나는 보편적인 증상이다. 하지만 그것을 인지하는 사람은 매우 드물다. 심계항진, 불면증, 어지럼증 같은 증상이 나타나면, 사람들은 단순하게 안정제나 근육이완제를 복용한다. 자기들의 호흡을 의심하는 사람은 거의 없다.

만성 과호흡의 원인

만성 과호흡 증후군을 앓고 있는 사람은 생각 외로 많다. 그 원인은 다양한데, 폭염의 날씨, 배란기 후의 프로게스테론 증가, 단 음식 과잉 섭취, 근심, 초조함, 스트레스 등이 그 원인이 될 수 있으며, 특히 스트레스와 정서적 문제가 가장 큰 영향을 미친다.

폭염과 혹서

우리는 간혹 폭염으로 인해 어지럼증을 앓거나 온몸에 불편함을 느끼는 사람을 볼 수 있다. 이는 뜨거운 날씨 때문에 경동맥체가 자극을 받는데, 이때 신체가 호흡 빈도를 높여 몸에 있는 열기를 방출하려는 원리 때문이다. 이것은 체온을 지키려는 매우 자연스러운 방법이다.

임신과 월경 주기

프로게스테론은 임신과 수정을 돕는 임신 호르몬 중 하나이다. 임신 시에는 태반에서, 비 임신 시에는 월경 전후로 난소에서 프로게스테론이 대량 분비된다.

프로게스테론의 분비는 배란 1주일 후에 최고치가 되는데, 이러한 프로게스테론의 분비는 호흡의 빈도를 높여 이산화탄소의 농도를 떨어뜨려준다. 이로 인해 혈관 수축과 근육 팽창이 함께 진행되면서 여성들은 초조함을 느끼게 된다. 만일 평상시 호흡 방식이 정상이라면, 비록 이산화탄소 수치가 낮더라도 정상 범위 안에서 낮은 것이기 때문에 약간의 과호흡으로는 과호흡 증세들이 나타나지 않는다. 하지만 평상시의 호흡이 빠른데다가 이산화탄소 수치까지 정상 범위보다 낮아지면, 월경전 증후군은 물론 과호흡 증후군이 함께 나타나게 된다.

임신 시에는 산모와 태아 두 생명에게 산소를 공급하기 때문에, 홀몸일 때보다 산소가 20~40%는 더 많이 필요하다. 동시에 자궁의 크기가 점점 커져 횡격막을 위로 누르게 된

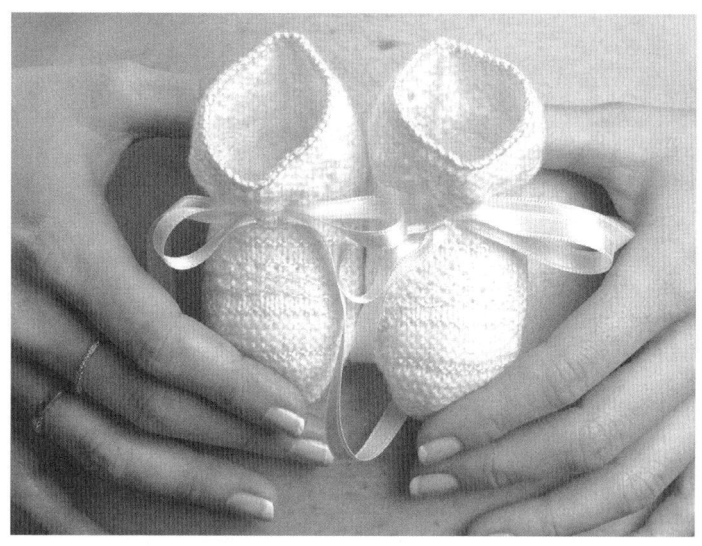

다. 이로 인해 횡격막의 운동 폭이 줄어들어 호흡량이 줄어들고, 부족한 호흡량을 보충하기 위해 프로게스테론이 뇌를 자극시켜 호흡의 빈도를 늘리도록 명령한다.

호흡의 빈도가 늘어나면 산모의 체내 이산화탄소 수치가 낮아진다. 임산부의 호흡을 주의 깊게 살펴보면, 대부분의 임산부들이 매우 얕고 깊은 숨을 쉬는 것을 발견할 수 있을 것이다. 다행인 것은 그들의 과호흡이 아주 경미한 수치라는 것이다.

프로게스테론은 여성 전유의 호르몬이기 때문에, 만성 과호흡 증후군은 남성보다 여성에게서 더 많이 발생한다. 임신 당시 과호흡을 유지해 온 여성은 보통 분만 후에도 여전히 약간 빠른 속도로 호흡을 한다. 바로 이 과호흡이 만성적 습관으로 자리 잡게 되는 것이다.

말하기와 소리 내어 책 읽기

말할 때나 큰 소리로 책을 읽을 때도 호흡은 빨라진다. 이때 혈액과 체내의 이산화탄소 수치도 낮아진다. 한 연구에 따르면, 소리 내어 책을 읽을 때 7명 중 6명의 분당 호흡량이 6%에서 21%까지 증가했다. 호흡량을 그대로 유지한 건 단 한 명뿐이었다.

연구자들은 발성을 할 때와 말 맺음을 할 때 호흡이 빨라져 과호흡을 야기한다는 것을 발견했다. 따라서 말을 많이 하고 빨리 하는 사람은 만성 과호흡 증후군에 걸릴 확률이 높아진다. 예를 들면, 홍콩의 연예인 디나(狄娜)가 바로 그렇다. 그녀가 말을 할 때면, 흉부가 자주 높아지고 또 그 폭도 매우 크다는 것을 쉽게 알아볼 수 있을 것이다.

심리적·정서적 요소

정서 상태는 호흡에 커다란 영향을 준다. 예를 들어, 큰 재해가 발생했을 때를 생각해 보자. 피해자들의 가족들은 오열하면서 숨을 굉장히 빠르게 쉰다. 우리도 분노나 혐오, 격정을 표출하는 순간에는 호흡이 안정을 잃고, 거칠고 급해지는 것을 느낄 수 있다.

브라질의 한 의사 말에 따르면, 불안, 초조, 긴장으로 인해 과호흡 증후군이 나타나는 동물은 오직 인간뿐이라고 한다. 그는 매우 흥미로운 해석을 내놓았는데, 과호흡은 인류 진화와 관련이 있다는 것이다.

물론 동물도 긴장을 하면 호흡이 빨라진다. 동물은 본래 위험에 처하면 본능적으로 현장에서 도망치거나 공격할 태세를 갖춘다. 때로는 죽은 시늉을 하거나, 하던 동작을 멈춘 후 상황을 살피기도 한다. 이때 동물에게는 스트레스성 호르몬이 분비되는데, 이 호르몬은 동공을 확대시키고 호흡과 맥박을 증가시키며 내장기관에서 근육으로의 혈액 이동을 촉진시켜, 전력으로 도망치거나 싸울 수 있게 만들어준다. 근육의 급격한 움직임으로 체내의 이산화탄소 생산량이 많아지면, 이산화탄소를 단시간 내에 몸 밖으로 배출하기 위해 호흡이 잦아진다. 이때 또한 혈액의 점도가 높아지는데, 이는 싸움으로 다친 상처의 피를 빨리 응고시켜, 더 많은 출혈을 막아준다.

동물과 마찬가지로, 인간도 분노나 초조함을 느끼게 되면 스트레스성 호르몬이 분비된다. 혈액이 주요 기관에서 근육으로 이동하고, 혈액 점도와 호흡 빈도 또한 증가한다. 하지만 인간과 동물은 확연한 차이가 있다. 바로 인간이 느끼는 위험 환경과 동물이 느끼는 위험 환경이 다른 것이다. 우리는 교통체증, 지각, 결혼, 경제적 문제 등 생활 속에서 다양한 문제를 겪을 때 긴장을 느끼고 화를 낸다. 이것은 분명 본능에 순응해 도망치거나 싸울 태세를 갖추는 것과는 다른 문제다. 인간의 문화와 사회가 그 원인인 것이다. 호르몬으로 인해 혈액이 근육으로 이동하는 것은 동일하지만, 우리는 그 혈액을 싸움이나 도망에 사용하는 것이 아니므로 근육을 움직여 이산화탄소를 만들어내는 일도 발생하지 않는다. 오직 호흡만 늘어난다. 결국 이동된 혈액 때문에 이미 정상 수치인 이산화탄소 수치를 낮추고자 호흡이 늘어나고, 이로 인해 갖가지 과호흡 증상들이 나타나게 되는 것이다.

식습관

체내에 젖산 수치가 높아지면 심리적으로 불안하게 된다는 연구 결과가 있다. 젖산의 증가가 호흡의 빈도를 늘리고 있기 때문이다. 젖산이란 체내의 포도당이 에너지가 되어 대사되고 난 뒤 남는 신진대사물을 말하는데, 바로 이 포도당이 젖산의 생산을 늘려 호흡을 가쁘게 하는 것이다. 그중 커피는 불안을 촉진시켜 호흡 빈도를 늘리는 대표적인 음료이다.

어떤 사람들은 다이어트를 위해 고단백, 저탄수화물 식단을 고집한다. 그런데 이러한 식단은 혈액을 산성으로 만들고 호흡 속도를 빠르게 한다. 그러면 우리 몸은 체내의 산성도 균형을 회복시키기 위해 약산성을 띠는 이산화탄소의 수치를 낮춘다.

혈액이 산성을 띠게 되는 또 하나의 원인은 설사이다. 설사를 계속하면 혈액 내의 광물질이 줄어들어 산성을 띠게 되는 것이다. 그러면 자연스럽게 호흡의 빈도가 증가한다. 반대로, 호르몬을 지속적으로 사용하거나 구토를 과하게 하면 혈액이 염기성을 띠어 호흡 속도가 느려진다. 이 경우 체내에서는 이산화탄소 수치를 높여 체내 산성도의 균형을 회복한다.

그러므로 호흡의 속도를 낮추려면 의지적으로 호흡의 빈도를 조절하는 것도 필요하지만, 단 음식이나 커피, 술을 줄이는 등 식습관을 개선하는 것도 꼭 병행해야 한다.

만성 과호흡 사례

만성 과호흡의 증상은 매우 다양하다. 어느 날, 30세 여성 진(陳) 씨가 남편과 함께 진료실에 들어오더니 한 무더기의 건강검진 결과를 쏟아놓았다. 그녀는 의자에 앉자마자 숨 돌릴 틈도 없이 본인의 증상에 대해 설명하기 시작했다.

작년 말, 그녀는 오른쪽 허벅지가 앞 방향으로 휜 것을 느끼고 중의사(中醫師)를 찾아갔다고 한다. 중의병원에서는 엑스선 촬영을 한 뒤 허리에 약간의 위축증이 있다는 것을 발견하고는, 휜 허벅지를 교정하라고 권했다. 하지만 몇 주가 지나자, 그녀는 오른쪽 배에서 복창증과 요통을 느끼기 시작했다. 걱정이 되자 그녀는 일반 병원을 찾아가 위 내시경과 MRI 검사를 받았지만, 대장에 잔류된 변뇨가 많은 것을 제외하고는 특별한 이상을 발견하지 못했다. 의사는 대장의 건강

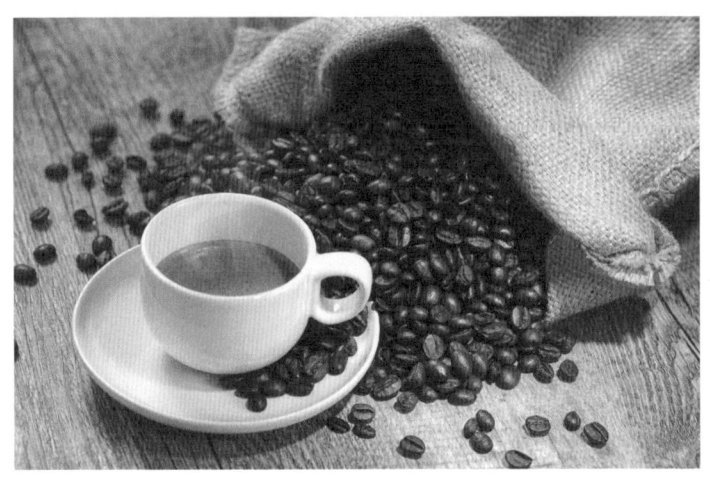

을 위해 위약을 처방해 주었으나, 그녀는 건강이 개선되는 효과를 느낄 수 없었다. 오히려 증상만 심해져, 현기증과 어지럼증, 호흡곤란 등이 발생하기 시작했다. 앞가슴에 통증을 느꼈고, 가끔은 심장이 격렬하게 뛰거나 왼손이 마비되기도 했다. 목과 왼쪽 관자놀이에서도 통증은 계속되었다. 경추 엑스선 촬영 결과 목에 약간의 퇴화가 있었지만 큰 이상은 없었고, 의외로 심장 검사 결과는 정상으로 나왔다. 의사는 그녀에게 불안장애가 있는 것은 아닌지 의심된다며 정신과 진료를 권했다. 하지만 정신에 문제가 없다는 것은 본인이 더 잘 아는 사실이기에, 진 씨는 더 이상 의사의 말을 믿지 못하고 나에게 달려왔다.

　진료 과정에서 나는 진 씨가 계속 입으로 숨을 쉬고 말을 급하게 하는 모습을 보고 그녀에게 비민감증(鼻敏感症)이 있다는 것을 알아차렸다. 주로 상흉부로 호흡하면서 목 근육을 과도하게 사용하여 목 부근이 이상할 정도로 딱딱하고, 그 움직임이 둔했다.

검진과 영상 검사로도 밝혀낼 수 없었던 그녀의 고질적인 통증은 이미 몸의 여러 계통에서 발생하고 있었다. 의사들은 그녀가 불안장애를 앓고 있다는 것은 느꼈지만, 그녀의 긴장과 가쁜 호흡의 관계에 대해서는 주의하지 않았다. 그녀의 빠른 호흡이 그녀가 겪고 있는 증상의 모든 원인을 설명하고 있었는데도 말이다.

빠른 호흡을 하면 혈액 내의 이산화탄소 수치가 내려가면서 산성도가 증가하고 칼슘 이온 수치가 낮아지며, 이로 인해 몸에 각종 문제들이 나타난다. 한 번은 실험 지원자로 나선 8명의 성인 남성에게 고의적으로 1분에 20회씩 호흡하도록 시킨 연구가 있었다. 20분이 지나자, 지원자의 87.5%가 손에 마비를 느꼈으며, 75%가 손목과 다리 경련을 경험하였고, 62.5%가 위장에 불편함을 호소했다. 또한 50%가 어지러움을, 37.5%가 시력과 정신 혼미를, 25%가 흉부 압박을 느꼈다고 한다. 일부 지원자들은 불안과 현기증까지 느꼈다고 답했다.

이산화탄소 수치가 심하게 낮으면 혈액 순환을 방해한다.

이산화탄소는 신체 세포의 노폐물을 대사(代謝)하는 역할을 한다. 이산화탄소를 많이 배출한다는 것은 불필요한 물질을 더 많이 배출한다는 의미이기 때문에 표면적으로는 좋은 의미 같지만, 실제로는 그렇지 않다.

원래 체내에서 이산화탄소의 역할은 굉장히 중요하다. 이산화탄소는 심신의 안정, 혈관의 이완, 혈류량 촉진을 담당하고 있다. 그러나 이산화탄소 수치가 과하게 낮아지면 사람은 긴장하게 되고, 그러면 근육도 함께 긴장한다. 그리고 혈액 순환에 문제가 생긴다. 그 수치가 50%를 밑돌면 경동맥의 혈관 면적이 반 이상 줄어들기 때문에, 어지러움, 시력 혼미, 기절과 같은 증상들이 나타나게 된다.

또한 이산화탄소는 신체의 산성도와 전해질 수치에 영향을 준다. 이산화탄소 수치가 낮아지면 신체 조직에 전달되어야 하는 산소 공급을 방해하고, 정신과 근육을 흥분시킨다.

호흡이 잦으면 산소 흡입량도 적다.

많은 사람들은 숨을 빨리 쉬면 흡입되는 공기의 양이 많아져 혈액 내의 산소량도 증가할 것이라고 생각한다. 그렇기 때문에 과호흡이 뭐가 문제냐고 여기는 사람이 많다. 하지만 사실은 매우 다르다.

정상적인 호흡 상태에서 우리는 들이마시는 산소의 25%만 사용하고 75%는 내뱉는다. 그렇게 함으로써 혈중 산소함량을 97~98%로 유지한다. 이때 과호흡을 하면 더 많은 공기를 흡입하니까 혈중 산소함량을 늘릴 것이라고 생각하겠지만, 사실은 반대이다. 배출하는 산소가 더 많아지기 때문에 뇌 조직이나 신체 조직에 공급되는 산소량도 적어지는 것이다.

왜 호흡을 많이 하는데 공급되는 산소량이 늘지 않을까? 그것은 산소를 운반하는 과정에 문제가 생기기 때문이다.

체내에 들어온 산소가 혈액에 녹아든다는 것은 사실 쉬운 일이 아니다. 그것은 극도로 어려운 작업으로서, 이 작업을 하기 위해서는 산소를 옮겨주는 '운반체'가 필요하다. 그것이 바로 헤모글로빈이며, 산소는 이 헤모글로빈에 부착되어 온몸 구석구석까지 운반된다. 혈액 내에 있는 산소는 98% 이상이 헤모글로빈에 부착되어 있다.

문제는 이산화탄소 수치이다. 정상적인 상태에서는 조직

내 이산화탄소 수치가 높아지면 몸에 산소 부족 신호를 보내게 되고, 그러면 헤모글로빈이 온몸에 산소를 공급한다. 하지만 과호흡이 생기면 조직 내 이산화탄소 수치가 낮아지고, 그러면 몸은 조직에 산소가 충분하다고 판단하여 산소의 공급을 적게 하거나 멈춰버린다. 그리고 방출되지 못한 산소는 여전히 헤모글로빈에 붙어있게 된다. 분명 산소가 필요한 조직이 있음에도, 과호흡은 이처럼 신호를 교란시켜 산소 방출을 방해하는 것이다. 이것이 바로 호흡을 많이 하더라도 신체 조직들이 산소를 충분히 공급받을 수 없는 이유이다.

이와 같이 빠르고 깊은 호흡은 오히려 조직에 산소 결핍을 초래한다. 더 심각한 것은 뇌가 산소의 결핍을 감지하여, 산소를 공급하고자 호흡의 횟수를 더 늘리도록 명령한다는 것이다. 그러면 또다시 이산화탄소의 수치가 낮아져 혈관이 수축되고, 산소 결핍을 가속화한다. 결국 산소 공급 악화라는 악순환이 반복되는 것이다.

Ph의 불균형을 일으켜 혈액 공급과 피로 회복에 악영향을 끼친다.

신체의 이산화탄소 수치가 약간 높으면 근육과 혈관이 모

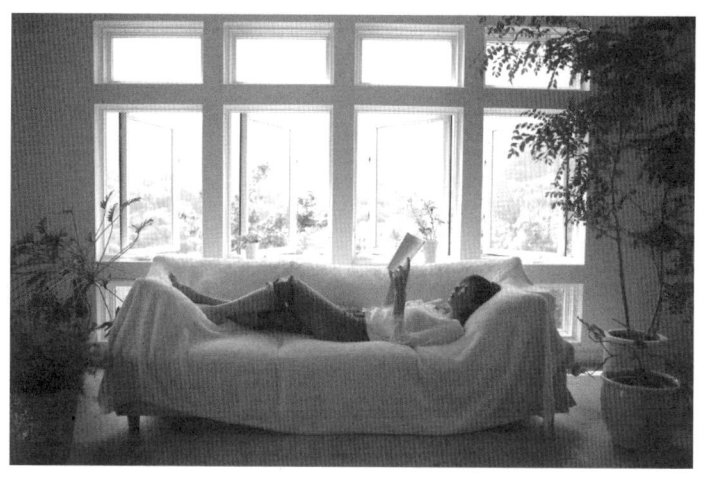

두 이완되어 사람은 편안함을 느낀다. 반대로 이산화탄소 수치가 낮아지면 긴장을 하게 된다. 근육과 혈관이 수축되며 손발이 차가워진다. 이러한 과정은 체내 산성도와 관련이 있는데, 이는 호흡 역시 마찬가지이다.

신체의 신진대사는 매우 정교하기 때문에 정상적인 산성도를 유지하는 것은 굉장히 중요하다. 산성도는 1~14의 수치로 매겨지며, 1~7은 산성, 7~14는 염기성이다. 7은 산성도 염기성도 아닌 중성이다.

신체의 산성도는 7.365에서 유지되며, 오차는 매우 경미하다. 체내의 생화학반응은 산성이나 염기성, 어느 한 쪽으로 치우치면 결코 진행될 수 없기 때문에, 아주 작은 오차라도 다양한 인체 기관에 영향을 준다. 만약 이 오차가 조금이라도 커진다면 매우 심각한 결과를 초래한다. 예를 들어, 체내의 산성도가 6.8 이하이거나 8.0 이상이 되면 몇 시간밖에 생명을 유지할 수 없다.

체내 산성도를 이상적으로 유지하기 위해서는 호흡, 콩팥, 그리고 아미노산 같은 완충제에 신경을 써야 한다.

호흡을 할 때는 혈액의 산성도를 조절하기 위해 이산화탄소를 내뱉게 되는데, 이때 체내의 세포는 산소를 주 연료로 하여 에너지를 만들고, 제 역할을 다한 산소는 이산화탄소로 배출이 된다. 모든 노폐물이 그렇듯이, 이산화탄소는 혈액을 타고 폐를 거쳐 몸 밖으로 나온다. 이때 혈액에 이산화탄소가 쌓이면 혈액은 산성을 띠게 된다. 그러면 뇌는 이산화탄소의 수치가 높아진 것을 감지하고, 혈액의 산성을 줄이기 위해 이산화탄소를 더 많이 배출하라는 명령을 내린다. 이로 인해 호흡의 깊이와 빈도가 결정되며, 이러한 과정들을 통해 혈액의 산성도를 정상적인 수준으로 유지할 수 있게 되는 것이다.

그런데 만성 과호흡은 신장의 이산화탄소와 탄산염의 수치를 줄여버린다. 탄산염은 체내의 중요한 완충제로, 산성도를 조절하는 역할을 한다. 체액이 산성이나 염기성을 띠면 탄산염이 그것을 중화시켜 산성도의 균형을 맞추는 것이다. 하지만 탄산염 자체가 감소하므로 그 역할을 효과적으로 해

낼 수 없게 된다.

운동을 하면 근육이 젖산을 생산하는데, 이때 탄산염이 정상 수치이면 젖산을 중화시켜 근육의 피로를 빠른 속도로 회복시킨다. 하지만 탄산염의 함량이 줄어들면 젖산을 충분히 중화시키지 못해 쉽게 피로감을 느끼게 된다. 또한 피로를 회복시키는 데 오랜 시간이 걸리기 때문에 운동선수나 운동애호가들에게 큰 영향을 줄 수 있다.

또한 체내의 산성도가 증가하면 헤모글로빈이 일산화탄소를 방출할 수 없다. 일산화탄소는 매우 작은 분자로, 근육을 이완시키고 혈관을 열어주어 혈류를 원활하게 하는 역할을 한다. 그러나 일산화탄소 방출에 어려움이 생기면 혈관이 수축되어, 조직과 세포는 산소를 충분히 공급받지 못하게 된다.

수소, 나트륨, 칼슘을 이동시켜 혈관을 수축한다.

앞에서 말했듯이, 호흡이 빨라지면 이산화탄소의 수치가 낮아진다. 그러면 체내의 산소, 나트륨 및 칼슘 이온의 위치가 크게 바뀐다.

이산화탄소는 물에 용해되면 약산성을 띤다. 그런데 이산화탄소의 수치가 줄어들면 혈액과 세포 바깥의 액체는 약염기성으로 변한다. 그러면 체내에서 가장 산성을 띠고 있는 수소이온이 염기성으로 변한 환경에 적응하지 못하고 이산화탄소와 함께 몸 밖으로 배출된다. 사실 수소의 주된 역할은 알부민을 보유하는 것이다. 그런데 수소이온이 이산화탄소를 따라 배출되는 순간 칼슘이온이 자리를 옮겨 수소의 역할을 대신하게 된다. 문제는 여기서부터이다. 칼슘의 본 역할은 세포 통로를 지키면서 신경세포를 포함한 기타 세포 안으로 나트륨이 들어오는 것을 막고 관리하는 것인데, 칼슘이 위치를 옮겼기 때문에 세포로 들어오는 나트륨을 막을 길이 없어지는 것이다.

그렇다면 나트륨은 왜 신경세포에 들어가면 안 되는 것일까? 그것은 바로 나트륨이 신경세포에 엄청난 자극을 주기 때문이다. 일단 신경세포에 나트륨이 들어가면 신경세포는 불규칙적으로 운동하기 시작한다. 그리고 이 흥분으로 격한 반응들이 나타나게 된다.

칼슘이온이 수소이온이 있던 자리로 위치를 옮겨 수소이온의 역할을 대신하기 때문에, 세포 통로에 있는 칼슘이온은 점차 감소하고, 이 틈을 타 나트륨이온이 신경세포 안으로 난입하게 된다. 그리고 신경세포와 각종 섬유들을 자극시켜 흥분하게 만든다. 만일 칼슘이온이 정상수치보다 50% 이상 낮으면 신경세포는 자극이 없이도 저절로 흥분한다. 이에 대한 반응으로 혈관이 수축하여 혈액 공급과 운동신경에 영향을 미치고, 손발과 입, 안면근육에 마비가 일어난다. 또한 근육이 팽창과 수축을 반복하여 경련이 일어나고, 두통 등의 증상도 나타난다. 또한 뇌세포의 과도한 흥분으로 사람들은 쉽게 잡념에 빠지거나 불면증을 앓기도 한다.

기관지의 점액 분비로 천식을 발생시킨다.

일반적으로 기도와 위장은 모두 점액을 분비한다. 그 점액들은 매우 중요한 역할을 한다. 우선 기도에서 공기에 섞인 외부 물질을 걸러내어, 외부 물질이 폐로 들어가는 것을 막는다. 기도 내의 섬모 또한 노폐물이 목구멍으로 들어가는 것을 막아 체내 기관들을 보호한다.

하지만 과호흡으로 이산화탄소 수치가 낮아지면, 세포는 산소를 충분히 공급받지 못해 무호흡 운동을 시도한다. 이로 인해 기도에 점액분비가 많아지고, 기도의 직경이 좁아진다. 산소 교환 효율도 떨어지게 된다. 이처럼 과호흡은 호흡곤란과 천식을 유발한다.

만성 과호흡의 증상

심장계통	가짜 협심증, 심계항진, 혈압 불안정(고혈압과 저혈압을 오가는 상태), 불규칙한 맥박(가끔은 맥박이 잡히지 않음), 명치 통증, 가슴에 답답함 호소.
호흡계통	끝없는 기침, 마른기침, 천식, 잦은 한숨.
소화기계통	매핵기(목구멍이 공 같은 것으로 막혀 있는 느낌), 음식물 삼키기 힘듦, 복부 팽창, 트림.
정신계통	심장 떨림, 긴장, 환각, 초조, 공황, 무력감과 허탈감, 집중력 저하, 기억력 감퇴, 불면증, 악몽, 정서적 원인으로 인한 땀 배출(겨드랑이와 손바닥), 공포증.
신경계통	어지러움, 손발 마비, 입 마비, 시력감퇴, 편두통, 이명
근육계통	어금니 근육 수축, 근육 경련

신경계통에 영향을 미치고 뇌의 산소 공급을 방해한다.

과호흡은 손발 마비, 경련, 두통, 시력저하 등 다양한 신경 질환을 불러일으킨다.

한번은 2, 3년 넘게 두통을 앓아왔다는 50대 여성을 만난 적이 있다. 그녀의 증상은 아주 천천히 진행되었기 때문에 언제부터, 그리고 왜 이런 증상이 생겼는지 기억하지 못했다. 그래서 MRI로 흉부와 경추, 귀를 모두 검사해보았으나, 아무런 특이점도 나타나지 않았다.

그녀는 여러 해 동안 약물로 두통만 억제시키며 살아왔다. 약물이 말을 듣지 않을 때에는 중심을 잃고 쓰러지거나 기절하는 일도 다반사였다. 때문에 쇼핑을 가거나 화장실을 갈 때까지도 항상 동행자가 있어야 했다. 의사는 그녀의 기분이 항상 다운되어 있는 것을 보고 불안장애 진단을 내렸다. 그리고 어지럼증을 억제하는 약뿐 아니라 신경안정제도 함께 처방해 주었다. 내가 그녀를 만났을 때, 그녀는 매우 긴장한 상태였고 말하는 속도 또한 매우 다급했다. 그녀는 뒤통수와 목 앞부분이 모두 눌리는 통증을 앓고 있었다. 검사

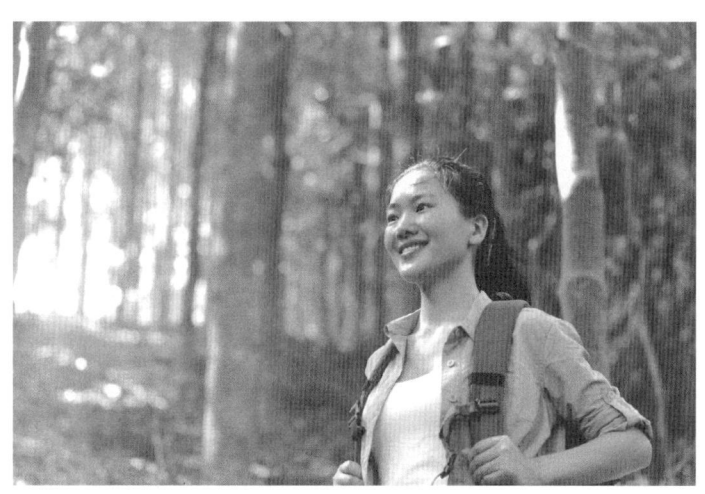

를 해 보니, 그녀는 대부분 흉부를 들어 올리며 호흡을 했고, 호흡 속도도 분당 16회로 정상인보다 빨랐다. 특히 경추와 두개골 근육의 긴장이 심했다. 두개골과 제1번 경추의 관절은 너무 딱딱해져, 이미 정상적인 운동 기능을 잃은 상태였다.

나는 두개골과 제1번 경추를 교정해 운동 기능을 회복시킨 후, 그녀에게 절대 흉식호흡을 하지 말라고 당부했다. 그리고 횡격막 복식호흡을 해야만 호흡 빈도를 낮출 수 있다고 강조했다. 그녀는 그토록 오랫동안 괴롭혀온 통증을 호흡 하나로 개선할 수 있겠냐며 반신반의했다. 하지만 그동안 앓아온 통증을 생각하면 호흡 방식 하나 바꾸는 것쯤은 어려운 일이 아니라고 생각하여, 나의 제안을 받아들였다.

나는 손으로 그녀의 경추를 조절하여 경추에 가해지는 힘을 줄여보았다. 그러자 두통이 잠시 개선되었으나, 몇 시간이 지나지 않아 재발했다. 그녀는 이러한 반응에 다시 걱정하기 시작했고, 나의 처방을 따르면서도 여전히 두통약을 복용했다. 그러나 안정된 호흡을 유지한지 며칠이 지나자, 그녀에게 두통이 발생하는 횟수가 점차 줄어들기 시작했다. 반신반의하던 그녀는 약 복용량도 줄여나갔다. 결국 약을 끊고 두통에서 완전히 해방되었다.

혈액 내에 이산화탄소가 줄어들면, 혈관이 수축되어 산소가 헤모글로빈으로부터 분리되지 못한다. 그로 인해 뇌에 산소 공급이 원활하지 않게 되고, 어지럼을 느끼게 된다. 하지만 그 순간 숨을 천천히 쉬면 혈액 내의 이산화탄소가 증가하고 혈관이 다시 팽창한다. 산소는 헤모글로빈에서 분리되어, 뇌세포까지 전달된다. 이렇게 호흡을 안정시키는 것만으로도 두통을 충분히 줄일 수 있다.

그러나 이산화탄소 수치가 과하게 낮으면, 두통을 느끼는 정도가 아니라 기절하게 될 수도 있다. 뇌에 산소가 부족해지면 정신이 혼미해지고 집중이 어려워지며 시력 또한 감퇴한다.

칼슘이온의 수치가 낮아지면 뇌세포가 흥분한다. 이로 인해 감각신경이 흥분하게 되는데, 이 반응으로 손가락과 입술, 얼굴에 마비가 나타난다. 잠에서 깨어났을 때 얼굴이 마비되어 있다면 이것은 칼슘이온 수치 때문이다. 그리고 잠을 잘 때 입을 벌리고 숨을 쉬면 이산화탄소의 농도가 낮아져, 운동신경이 흥분되고 근육이 수축된다. 그러면 자기도 모르는 사이에 어금니를 꽉 물게 되어 잇몸 통증이나 경추 통증이 발생한다. 심한 경우 손목이나 발에 경련이 함께 일어나기도 한다.

다양한 정서적 문제 야기

채(蔡) 씨는 20대부터 두통을 앓았다. 그는 사람들이나 자동차가 많거나 공기가 탁한 공간에 있으면 두통이 있고, 다른 곳에 있으면 아무런 통증이 없었다. 병원에 가서 경추 검사를 했으나 아무것도 발견되지 않았다. 하지만 나는 그가 매우 긴장하고 있으며, 호흡이 굉장히 빠르다는 것을 발견했다. 채 씨는 인터넷에서 검색한 내용만 믿고 두통의 원인이 경추의 문제라고 단정하고 있었다. 때문에 만성 과호흡 증후군이라고 진단했을 때 믿지 않았다.

불안장애와 공황장애를 겪는 환자들의 호흡은 매우 빠르다. 일반인들도 분노나 증오를 느끼는 순간에 본인의 호흡을 살펴보면, 호흡이 매우 빠르고 거칠며 불규칙한 것을 느낄 수 있다.

과호흡은 혈관을 수축시키는데 경동맥의 직경이 50% 이상 줄어들면 뇌의 혈액 공급에 심각한 영향을 미친다. 그리고 혈액 내 이산화탄소가 낮아지면 뇌의 피층 세포가 흥분하여 불안감, 조급함, 두려움도 느끼게 된다.

과호흡은 또한 수면의 질에 영향을 준다. 뇌의 피층 세포가 흥분해 심리가 불안정한 상태를 상상해보면, 이 상태에서 달콤한 잠은 꿈도 꿀 수 없다는 것을 알 수 있다. 과호흡 증후군 환자의 대부분은 분당 약 12L의 공기를 마신다(정상인은 4~6L). 호흡 빈도도 분당 18~25회에 달한다(정상인은 10~12회). 따라서 체내의 산소와 이산화탄소 함량 또한 매우 낮은 편이다. 그들은 잠자리에 누운 뒤 5~30분 정도가 지나서야 겨우 잠들 수 있다. 또한 7~9시간 수면이 필요하다. 과호흡 증후군 환자들은 자면서 꿈을 자주 꾸거나 쉽게 악몽을 꾼다. 따라서 아침에 일어나면 여전히 피곤하다. 이렇게 몸이 편안한 휴식을 취할 수 없는 원인은 바로 대뇌 신경의 흥분과 근육의 긴장 때문이다.

마른기침과 천식

과호흡은 호흡계통에도 다양한 증상을 가져온다. 기천[1], 마른기침, 천식 모두 과호흡과 관련된 증상들이다.

부테이코(Buteyko) 교수는 임상실험을 통해 천식을 일으키는 주된 원인이 과호흡이라는 것을 밝혀냈다. 이 교수는 천식과 과호흡의 관계에 대해 다음과 같이 설명한다. 과호흡은 조직의 산소 공급을 방해하고 혈관을 수축시켜 조직 내의 산

---

[1] 편집자 주: 가슴이 답답하고 숨이 차며 목구멍에 가래 걸리는 소리가 나는 증세

성도를 높이는데, 이로 인해 기도에 점액 생산이 증가한다. 그리고 이 점액은 기침, 가래, 기천, 앞 흉부 쓰림 등의 천식 증상을 악화시킨다.

심장 박동 속도를 높여 흉부 통증을 유발한다.

과호흡은 흉부 통증뿐만 아니라 심장병까지 유발할 수 있다. 다음 내용은 분만할 당시 너무나 큰 통증으로 인해 호흡 곤란과 흉부 통증을 겪은 내 동료의 경험담이다.

그날 아침, 침대에서 일어나니 배에 통증과 함께 혈이 비추기 시작했습니다. 그래서 즉시 병원에 연락해

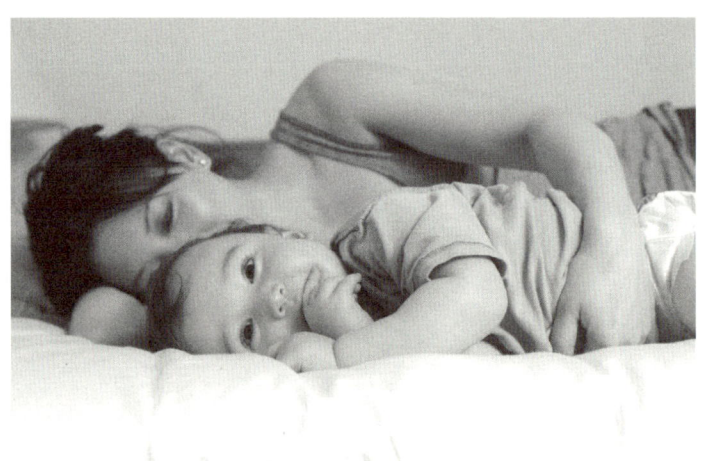

입원했죠. 입원 시간은 낮 12시, 자궁은 2cm 정도 열렸고, 규칙적으로 진통이 왔습니다. 6시간 정도 지나고 나니 자궁이 완전히 열려 온 힘을 다해 뱃속의 아기를 밀어냈고, 몇 차례 시도 후 세상에 나온 아기를 만날 수 있었습니다.

아기를 만났으니 저는 당연히 모든 일이 순조롭게 끝났다고 생각했죠. 그리고 즐거운 마음에 사진을 찍으려는 순간, 악몽 같은 일이 벌어졌습니다.

원래 제 태반은 자연 분만을 할 수 없는 상태여서, 제가 힘을 줄 때, 의사와 간호사가 제 아랫배를 함께 눌러주었습니다. 게다가 의사는 힘을 주어 제 태반을 잡아당기기까지 했죠. 나중에야 안 사실이지만 의사 선생님이 태반을 두 시간 동안 당겨주느라 땀으로 온통 범벅이 되었다더군요. 어쨌든, 분만을 한 후에는 의사와 간호사가 누른 배부분이 엄청 심하게 아팠습니다. 저는 계속 속이 불편했는데, 입원하기 전에 배고파서 먹은 빵 때문인가 하였지만, 빵 먹은 것 때문에 아픈 것치고는 통증이 너무 오래간다 싶었어요. 그리고 의사가 시킨 대로 소금물을 들이켜서 그런지, 머리도 어지러웠습니다. 조금 뒤에는 메스꺼움과 함께 온몸에 오한까지 느꼈습니다. 간호사는 에어컨을 끄고 제게 이불을 세 개나 덮어주었죠.

이러한 증상들이 나타나고 얼마 뒤, 저는 호흡 곤란을 느끼기 시작했습니다. 숨을 마시려고 하면 양 쪽 폐가 너무 아팠고, 그중에 왼쪽이 특히 심했습니다. 정말 태어나 처음 겪는 통증이었습니다. 저는 모유 때문에 생긴 통증일 것이라고 추측했지만, 이 증상을 말하자 의사는 맥박이 너무 빠르다며(분당 155) 내과 진료를 권했습니다. 그리고 검사를 통해, 500ml의 분만출혈이 있었다는 것도 알게 되었습니다. 심전도와 혈액검사도 함께 진행했는데, 검사 결과에서는 헤모글로빈 수치만 약간 낮았고 나머지는 모두 정상이었습니다.

어떤 연구에 따르면, 통증이 과호흡을 일으킬 수 있다고 밝혀졌다. 갑자기 발생한 통증은 호흡의 빈도와 심도를 증가시켜 이산화탄소 분압을 떨어뜨린다. 이로 인해 혈관 수축이 오면 심장 박동이 빨라지고, 흉부 통증, 어지러움, 오한(혈관이 수축되면서 혈류가 감소하여 느끼는 추위) 등의 증상이 동반된다.

심장 기능에 미치는 영향

과호흡이 심장에 미치는 영향은 매우 크며, 심한 경우엔 심장 발작을 일으킬 수도 있다. 과호흡을 하게 되면 심장혈관이 수축되어 산소가 헤모글로빈에서 분리되지 못한다. 때문에 심장 근육의 혈류와 산소의 공급이 낮아져 심협증을 유발한다.

실제 연구에서, 억지로 과호흡을 시키자 이산화탄소의 분압이 40mmHg에서 20mmHg까지 떨어졌으며 심장 혈관의 저항은 17% 증가했다. 또한 심장 혈류량은 30% 감소했고, 헤모글로빈의 산소 부착력은 25% 늘어났다.

또한 과호흡은 심장 박동을 불규칙하게 만든다. 과호흡으로 칼슘이온의 수치가 낮아지면 심장 박동 세포를 통제하는 데 문제가 발생하고, 이로 인해 심계항진이 나타나게 된다. 주변에 심계항진을 앓고 있는 사람이 있다면, 숨을 천천히 쉬게 하는 것이 증상 호전에 도움이 될 것이다.

스스로 하는 과호흡도 심장에 무리를 가져오지만, 피동적인 과호흡도 심장에 영향을 준다. 예를 들어, 구조대원이 환자에게 심폐소생술을 하면서 심장에 외부적인 압력을 가한 뒤 환자의 폐에 호흡을 불어넣는 행위처럼, 구조될 때 피동적으로 하는 과호흡도 심장에 영향을 미치기 때문에 생존 확률을 낮춘다. 한 연구에 따르면, 구조대원이 응급환자에게 불어 넣는 호흡이 과하면, 이 또한 심장의 혈류를 방해해 사망률을 높이는 것으로 나타났다.

또 다른 조사에 따르면, 성인 13명이 심폐소생술을 받은 뒤 분당 평균 30회(정상인의 경우 분당 12회) 이상 호흡하는 바람에 결국 전원 사망했다는 보고도 있었다. 한 실험 연구에서는 실험용 돼지 21마리를 각 7마리씩 3조로 나누어 가둔 뒤, 1조는 분당 12회에 100%의 산소를, 2조는 분당 30회에 100%의 산소, 3조에게는 분당 30회에 95%의 산소와 5%의 이산화탄소를 주입했다.

그 결과 1조에서는 6마리가, 2조와 3조에서는 각각 1마리만 생존하였다. 이를 연구한 의사는, 구조대원이 충분히 훈련을 받았음에도 병원 밖에서 여전히 환자에게 숨을 과하게 불어넣고 있다는 사실을 알게 되었다. 따라서 구조대원들에게 심폐소생술 훈련을 다시 실시해야 할 필요가 있다.

위장 질병 초래

과호흡을 하는 사람은 보통 입이 건조하고, 위 팽창, 트림, 방귀와 복부 불편감 등을 호소한다. 이는 과호흡을 하는 사람 대부분이 입으로 호흡하는 습관을 가졌기 때문이다. 입으로 호흡하면 구강 내의 수분이 증발하여 입이 마르는 증상이 나타난다. 또한 흡입되는 공기가 폐가 아닌 위로 들어가기 때문에 위가 팽창하거나 복부 불편감을 느끼게 된다.

참고 자료

1. Cluff RA, *Chroic hyperventilation and its treatment by physiotherapy: discussion paper*, Journal of the Royal Society of Medicine 1984; 77:855-862.

2. Courtney R, *The functions of breathing and its dysfunctions and their relationship to breathing therapy*, International Journal of Osteopathic Medicine 2009; 12:78-85.

3. Han JN et al, *Influence of breathing therapy on complaints, anxiety and breathing pattern in patients with hyperventilation syndrome and anxiety disorders*, J Psychosomatic Res 1996; 41 (5): 481-493.

4. Masaoka Y, Homma I, *Anxiety and respiratory patterns: their relationship during mental stress and physical load*, International Journal of Psychophysiology 1997; 27:153-159.

5. Sikter A et al, *The role of carbon dioxide(and intracellular pH) in the pathomechanism of several mental disorders are the diseases of civilization caused by learnt behavior*, not the stress itself? Neuropsychopharmacologia Hungarica 2009; XI/3:161-173.

6. Susan Ball S, Shekhar A, *Basilar Artery Response to Hyperventilation in Panic Disorder*, Am J Psychiatry 154:11, November 1997.

Chapter 05

횡격막호흡으로 불안장애와 공황장애 개선

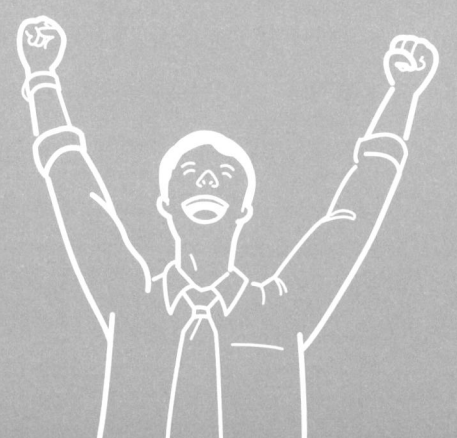

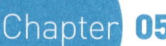

Chapter 05
횡격막호흡으로 불안장애와 공황장애 개선

정서와 호흡의 관계는 매우 긴밀하다. 긴장이나 분노가 생기면 호흡은 빠르고 거칠며 불규칙적이 되고, 숨을 빨리 쉬면 정서적으로 초조와 불안감을 느끼게 된다.

반면 호흡하는 횟수를 낮추고, 횡격막/단전호흡을 함께 하면 신체의 생리적 균형을 찾을 수 있다. 호흡으로 뇌와 자율신경계가 안정되어 심리적, 정서적인 장애를 통제할 수 있으며, 갖가지 크고 작은 통증에서도 벗어날 수 있다.

박근혜 전 대통령의 일화는 호흡 개선의 효과를 제대로 보여준다. 박 전 대통령은 어머니 육영수 여사가 살해되고 난 후 오랫동안 기분 저하와 정서 불안을 느꼈다고 한다.

그러나 단전호흡을 배우고 난 후 예전의 건강을 되찾을 수 있었다. 그녀는 자서전 『절망은 나를 단련시키고 희망은 나를 움직인다』에서, "어느 날 나는 단전호흡을 배우기 시작했다. 단전호흡은 정신건강에 큰 도움을 주었다. 마음을 안정시키자 명치에 답답함이 없어졌으며, 육체가 건강해지는 것을 느낄 수 있었다. 단전호흡법으로 호흡을 하자 신체의 면역력도 크게 좋아졌다."라고 서술했다.

횡격막의 움직임과 인간의 정서가 매우 밀접한 관계에 있다는 것은 70여 년 전에 밝혀진 사실이다. 당시 미국의 한 의사가 환자에게 형광 엑스선 검사를 진행하면서 우연히 호흡 시 횡격막 운동 폭과 정서와의 관계를 발견하게 되었다. 어느 날, 한 환자가 의사를 찾아와 매우 걱정하는 목소리로 목과 폐, 복부, 직장 그리고 사지가 모두 불편하다고 이야기를 했다. 그러나 의사는 환자가 실제로 가장 걱정하고 있는 것이 재정적인 문제라는 것을 알게 되었다. 그리고 형광 엑스선으로 환자의 기관을 촬영했을 때, 의사는 환자의 횡격막 활동 폭이 0.5인치(1.3cm)로 매우 제한적이라는 것을 발견했다. 촬영 중 의사가 환자에게 "만일 제가 환자분에게 진료비로 10달러만 받겠다고 하면 어떤 기분일까요?"라고 말하자, 그 즉시 환자의 횡격막 움직임이 3.5인치(8.9cm)로 늘어났다. 이것을 형광필름으로 확인한 의사는 조금 더 실험을 해 보기로 했다. 횡격막의 활동 폭이 증가하는 것이 우연인지 아니면 환자의 정서 변화 때문인지를 알아보기 위해, 의사는 환자에게 돈이 없어진 장면을 상상해보라고 했다. 그 결과, 횡격막의 운동 폭은 0.75인치(1.9cm)로 다시 줄어들었다. 이 일이 있은 후, 의사는 다른 환자들에게도 이와 비슷한 실험을 했다. 결국 정서적으로 즐거울 때는 횡격막의 운동 폭이 커지고, 그 반대의 경우엔 작아진다는 것을 알아냈다. 이는 정서적으로 불안하면 횡격막의 운동 폭이 작아지기 때문에 흉식호흡을 하게 된다는 주장을 뒷받침해주고 있다.

불안장애와 공황장애의 원인

위험한 순간이 닥치면 몸은 즉각적인 반응을 보인다. 아드레날린이 분비되고 심장 박동과 호흡이 빨라지면서, 언제라도 도망가거나 싸울 수 있도록 근육이 준비 태세를 갖춘다. 도주하기 위해 허벅지 근육이 떨리기 시작하고, 싸우기 위해 팔뚝 경련이 일어난다. 그리고 근육에 충분한 에너지를 공급하기 위해 위장과 내장에 있던 혈액이 근육으로 이동한다(그래서 자주 긴장하는 성격인 사람은 소화 기능에 문제가 있다).

뿐만 아니라, 더욱 선명한 시야를 확보하기 위해 동공이 확장된다. 혈액의 점도도 높아지는데, 이는 부상을 당했을 때 상처 부위를 빨리 아물게 해 추가적인 출혈을 막기 위함이다. 이러한 것들은 위급한 상황에 대처하는 매우 적절한 반응으로, 생존에 있어 매우 중요하다.

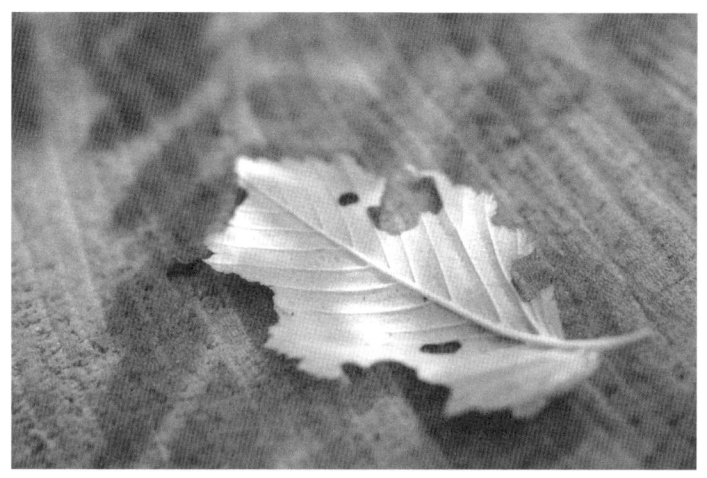

이것은 아주 먼 옛날부터 있었던 본능이다. 특히 원시 시대에는 자연 상태에서 격투가 일어나면 인간에겐 스스로를 보호할 수 있는 뾰족한 이빨이나 날카로운 손톱이 없었기 때문에 아주 필수적인 반응이었다. 하지만 우리가 살고 있는 시대에는 더 이상 적합하지 않다.

정글에서와 달리 현대인의 걱정거리는 생명의 위협이 아니라 가족의 건강이나 회사의 업무, 월급 명세서 등이다. 그런 것들은 심장 박동이나 호흡, 근육 등 신체의 반응으로 해결할 수 없다. 또한 현대 사회에서는 싸움이나 도망을 위한 운동 근육이 필요한 것이 아니기에, 근육이 수축하거나 체내 이산화탄소 생산량이 증가할 필요가 없다. 위험을 느끼면 몸은 본능적으로 이산화탄소를 많이 배출해내기 위해 빠른 호흡을 하지만, 현대 사회에서는 빠른 호흡이 필요한 경우가 드물다. 때문에 습관적으로 나타나는 과호흡은 오히려 이산화탄소의 농도를 떨어뜨려 긴장, 불안, 번조증(몸과 마음이 답답하고 열이 나서 손발을 가만히 두지 못하는 증세), 집중력 저하 등 다양한 불안 증세를 야기한다. 쉽게 피로를 느끼거나 화를 내는 것도 마찬가지 증상이다.

인간은 불안을 느낄 때 호흡 방식이 변한다. 호흡의 빈도와 분당 호흡량이 증가하며, 호흡의 빈도는 눈에 띌 정도로 많아진다. 특히 불안장애를 겪고 있는 사람이 불안을 느낄 때, 그들의 호흡은 몸의 생리적인 수요에 따라 변하는 것이 아니고 정서적인 문제와 스트레스로 인해 변한다. 배고파서 먹는 것이 아니라 스트레스를 받아서 먹는 것과 비슷한 원리이다.

호흡의 빈도가 늘어나면 어지럼증, 심계항진 등의 불안 증상이 나타나며, 이러한 증상들은 환자들을 더욱 걱정하게 만든다. 건강에 대한 스트레스까지 겹쳐 환자의 호흡은 더욱 늘어나고, 결국 악순환이 반복된다.

공황장애[1]는 불안장애[2]의 일종인데, 이 또한 호흡과 관련이 있다. 공황장애 환자의 약 60%가 호흡에 문제를 갖고 있다. 그리고 공황장애와 과호흡 증후군의 증상도 매우 비슷하다. 어지럼증, 숨이 참, 심계항진, 마비, 흉부 통증, 마른 입,

손 떨림, 땀 분비, 무기력, 피로, 음식물 삼키기 힘든 증상 등이 공통적인 증상이다.

사실은 공황장애의 바로 전 단계가 만성 과호흡 증후군이다. 과호흡을 하면 할수록 이산화탄소의 수치가 낮아져 혈액의 산성도가 달라지는데, 산성도를 조절할 때 몸에서 계속 스트레스 호르몬을 분비하기 때문에 앞에서 말한 다양한 증상이 나타나는 것이다. 그 증상은 단순한 불안장애보다 크다. 이 증상 외에도 환자가 호흡 곤란을 호소하는 경우가 많다. 과호흡은 체내의 이산화탄소 수치를 감소시키고 산소량을 늘리기 때문에 몸이 체내의 산소를 활용할 수 없게 된다. 따라서 환자는 공기가 부족하다고 느끼고, 질식과 같은 호흡 곤란을 겪는다. 하지만 의사가 그 증상이 호흡과 관련된 것이라고 아무리 강조해도 대부분의 환자들은 그 말을 믿지 않는다.

---

1 공황장애는 불안장애의 일종으로, 공황발작을 일으키는 것이 특징이다. 그 밖의 증상으로는 땀 분출, 조열, 답답한 느낌, 심장 박동 증가, 호흡 곤란, 경련, 흉부통증, 졸도, 죽을 것만 같은 느낌 등이 있다.

2 불안장애는 특성 불안과 상태 불안으로 나눌 수 있다. 특성 불안은 개인의 심리 경향으로, 환경적인 영향을 받지는 않으나 환자는 많은 상황에서 불안을 느낀다. 상태 불안은 불안을 조장하는 특수한 상황에서 단기적으로 나타나는 불안이다. 환경에 따라 불안의 수준이 달라지며, 상황이 달라지면 불안이 사라지는 것이 특징이다.

호흡을 잠시 멈추면서 시작하는 호흡 훈련

불안장애와 공황장애는 과호흡과 연관된 병이기 때문에 호흡 방식을 개선하는 것만으로도 그 증상을 고칠 수 있다. 호흡 훈련이 불안장애와 공황장애의 발병 빈도와 그 정도를 완화시켰다는 사실은 여러 연구를 통해 밝혀진 바 있다.

호흡이 조금 빨라지거나, 불안이나 공황 같은 느낌을 얻었다면 숨을 잠시 멈춰보라. 그러면 이산화탄소의 수치를 높일 수 있다. 숨을 멈추는 시간은 본인이 불편함을 느끼지 않을 정도면 된다. 보통 10~15초 정도면 안정을 찾기에 충분하다. 심장에 특별한 병이 없더라도, 종이팩 하나를 이용해 호흡을 개선할 수 있다. 우선 종이팩으로 코와 입을 막고, 종

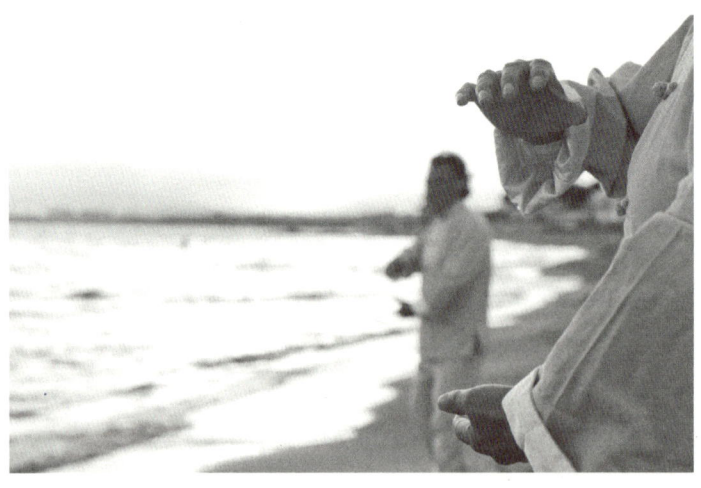

이팩 안에 있는 공기를 들이마시고 내뱉는다. 이것은 이산화탄소의 수치를 정상으로 회복시키는 데 도움이 된다.

이산화탄소 수치가 약간 높으면 빨리 걷기나 적절한 운동을 하는 것이 좋다. 이때 주의할 점은 입이 아닌 코로 숨을 쉬어야 한다는 것이다.

이 두 가지 방법으로 불안 발작과 공황 발작을 진정시켰다면, 다음으로 횡격막호흡을 훈련하라.

과호흡 증후군과 불안장애를 겪고 있는 환자 92명을 모아 복식호흡 치료를 진행한 연구가 있다. 환자에게 그들의 상태와 잘못된 호흡에 대해 교육하고, 지도사들을 통해 복식호흡법을 훈련시켰다. 두 달 반이 지나자, 환자들이 느끼던 불안 증세들이 눈에 띄게 개선되었다. 빠른 숨, 어지럼증, 심계항진, 손가락 마비, 가슴 통증, 긴장, 시력 감퇴 등이 사라졌으며, 다만 정신혼란, 빠른 호흡, 복부팽창, 수족냉증, 손가락 경직, 입 주변 당김 등 여섯 가지 증상만 아직 남아 있었다.

정(程) 씨의 경험 또한 느리게 하는 호흡의 장점을 간접적으로 보여준다. 정 씨는 예전에 필리핀에서 보석 장사를 했다. 당시 필리핀 현지의 치안이 좋지 않았기 때문에 정씨는 늘 불안감을 느꼈고, 일에 집중하기 힘들어했다. 또한 빨리 피로해지고 화도 쉽게 냈다. 목과 어깨가 항상 아팠고, 눈이 건조했으며, 잦은 불면증에 괴로워했다. 외출할 때는 무기를 지니지 않으면 불안해서 아무 일도 할 수 없을 정도였다. 주변 사람들을 항상 의심하며 두려움에 떨었다. 그는 자신의 건강이 점점 나빠지는 것을 느꼈고, 필리핀에서 이렇게 불안하게 사는 것은 아무 의미가 없다고 생각하여 홍콩으로 돌아와 휴식을 취했다. 그리고 홍콩에서 태극권과 단전호흡을 배우기 시작했다. 3개월이 지나자 그를 괴롭히던 통증들은 천천히 사라지기 시작했다.

예전보다 피로를 훨씬 덜 느끼게 되었고, 잠도 깊고 편히 잘 수 있게 되었다. 불안감도 모두 없어져 정 씨는 마침내 몸과 마음의 평안을 되찾게 되었다.

불안장애와 공황장애를 효과적으로 개선하는 방법

이와 비슷한 호흡 훈련은 공황장애를 극복하는 데에도 효과가 있다. 한 연구에서는 공황장애를 겪고 있는 사람 37명을 대상으로 매주 1회, 총 5주 과정으로 호흡 훈련을 진행했다. 연구자는 실험 대상자들에게 과호흡이 어떻게 공황장애에 영향을 끼치는지를 알려주었고, 의료기기를 사용해 호흡을 할 때 이산화탄소의 분압을 35mmHg 이상으로 유지하도록 당부했다. 그들은 5주, 2개월, 1년으로 나누어 공황 정도, 불안 지표, 공포증(사람이 많은 공공장소나 밀폐된 공간 등을 두려워함), 장애 지표, 호흡 계수 등 다양한 지표들을 기록했다. 1년 후에 나타난 결과는 매우 놀라웠다. 훈련 후에도 32%는 증상이 크게 개선되지 않았지만, 무려 68%에 달하는 25명은 1년 내에 공황장애가 재발하지 않았다.

연구자는 불안장애를 가진 사람이 집에서도 호흡 운동을 꾸준히 실시하면 뇌의 질식센터의 민감도를 낮출 수 있다고 설명했다. 지속적으로 환자의 호흡 리듬과 호기 시의 이산화탄소 수치를 관리하면 이산화탄소에 대한 뇌의 민감도를 낮출 수 있어 공황 발작 횟수를 줄일 수 있는 것이다.

30세 정도로 보이는 한 남성은 어느 날 대형 버스에서 갑자기 가슴이 답답한 느낌을 받았다. 그는 곧바로 본인의 호흡이 불안정하고 맥박이 빨라진 것을 느꼈다. 건강하던 몸에 무슨 이상이 생긴 건 아닌가 하는 무서운 생각이 들기 시작했고, 즉시 버스에서 내려 택시를 잡아타고 집으로 돌아갔다. 하지만 집에서 휴식을 취해도 증상은 나아지지 않았다.

병원에 가서 검사를 받았지만, 흉부 엑스선, 심전도, 혈액 검사 결과 모두 정상이었다. 그는 상태가 안정된 뒤 퇴원하기 원했고, 우선 이틀간 입원을 했다. 하지만 의사는 너무나 쉽게 아무 이상 없다는 말만 되풀이했다. 의사의 말에 더욱 걱정이 된 가족들은 그를 사립 병원으로 데려가, 운동부하 심전도, 심장 CT, MRI 등 정밀 검사를 했다. 하지만 그 많은 검사 결과는 지극히 정상이었고, 의사도 별다른 치료 방법을 권하지 않았다.

그 일이 있고난 후, 그는 더 이상 혼자서 외출하지 않았다. 종종 '죽을 것만 같은' 느낌을 받았기 때문에 친구나 동행인이 필요했다. 가끔은 심장도 두근거렸다. 그는 주변 사람들에게 물어물어 겨우 나를 찾아와 도움을 청했다. 그와 이야기할 때 나는 그의 호흡이 매우 빠르다는 것을 알아챘다. 그리고 그가 사람을 상대할 때 매우 긴장하고 있다는 것과, 목과 어깨가 굳어있다는 것을 확인했다. 나는 그의 등뼈를 교정해 목 뒤 근육을 이완시킨 다음, 그에게 횡격막호흡법을 가르쳤다. 그리고 호흡 횟수를 줄여야 한다고 당부했다. 수개월이 지난 뒤 그는 호흡과 함께 안정을 찾았고, '죽을 것만 같은' 공포감도 더 이상 나타나지 않았다고 한다.

참고 자료

1. Han JN, Stegen K et al. *Influence of breathing therapy on complaints, anxiety and breathing pattern in patients with hyperventilation syndrome and anxiety disorders*. J Psychosomatic Res 1996; 41(5):

481-493.

2. 朴槿惠:《絕望鍛鍊了我—朴槿惠自傳》, 譯林出版社, 2013.

3. Mauret AE, Wilhelm FH et al. *Feedback of end-tidal pCO2 as therapeutic approach for panic disorder*. J Psychiatr Res 2008 June; 42(7):560-568.

Chapter 06
근육 피로와 요통을 유발하는 잘못된 호흡법

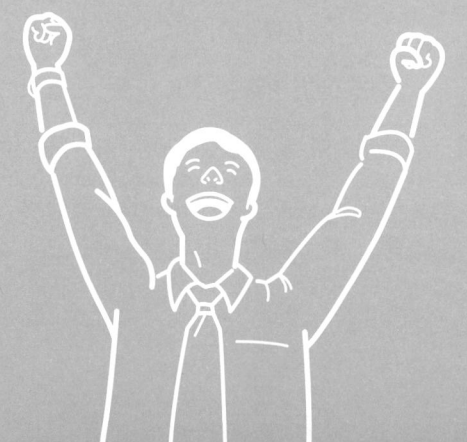

Chapter 06
근육 피로와 요통을 유발하는 잘못된 호흡법

진(陳) 씨는 약 3년간 은행에서 근무했다. 그리고 최근 3~4년 동안 두통, 어깨 통증, 피로, 뒷골 당김 등 온갖 통증에 시달렸다. 통증들은 나타났다 사라지기를 반복했는데, 휴가를 좀 길게 받으면 좋아졌다가, 회사 업무가 많아지면 다시 악화되었다. 그는 통증이 심해지면 안마나 추나(推拿), 침, 물리치료 등의 치료를 받았다. 하지만 치료를 받고 하루 이틀이면 통증은 다시 찾아왔다. 병원에서 엑스선 촬영을 해보니, 목의 굴곡이 없어진 채 앞쪽으로 기울어진 상태였으며, 퇴화가 진행되고 있었다.

척추 통증, 요통, 경추 통증 그리고 호흡

나는 그녀를 침대에 엎드리게한 후 검사를 진행했다. 그녀의 구간(軀幹)이 비틀어져 있다는 것을 발견했으며, 고개를 들어 올릴 때면 허벅지 뒤 근육이 먼저 수축하는 것도 발견했다. 이는 몸통을 지탱하기에는 허리힘이 부족하다는 증거이다. 그래서 고개를 뒤로 젖히려는 힘이 필요한 경우 허벅지 뒤 근육의 힘을 빌려오게 되는 것이다.

그리고 그녀가 고개를 들 때면 목 표면 근육인 천경근(淺頸筋)이 수축되는 것을 한 눈에 볼 수 있었다. 이 또한 목의 깊은 곳에서 중심을 잡는 심경근(深頸筋)의 힘이 부족하여 주변 근육(천경근)의 힘을 빌려서 목을 지탱하고 있다는 의미이다. 게다가 그녀는 안정을 찾은 상태에서도 흉부를 위아래로 크게 움직이며 흉식호흡을 했다.

레스토랑에서 일하는 40대 남성 여(呂) 씨는 매일 8시간 동안 서서 일한다. 그는 퇴근 후 언제나 허리에 통증을 느꼈고, 그 통증은 골반까지 퍼졌다. 힘들 때면 가끔 앉아있거나 벽에 기대어 있기도 했지만, 통증은 수개월 째 변함이 없었다. 나는 그에게 통증의 원인을 설명해주었다. 그의 몸을 살펴 본 결과 허리에 굴곡이 너무 없어서 (정상인의 허리는 전방으로 약간의 굴곡이 있음.) 허리 관절이 전체 하중을 견디지 못해 작은 관절들에 염증이 왔고, 이 염증들로 인해 통증이 생긴 것이었다. 그렇기 때문에 허리 부분에 굴곡이 생기도록 골반을 뒤로 뺀 채 서 있을 것을 당부했다.

여 씨가 앉아서 검사를 받을 때, 나는 그의 허벅지를 손가락으로 눌러보았다. 힘(저항)이 매우 약했음에도 그의 허벅지는 튀어 올랐다. 그리고 그 순간 그의 구간(軀幹)이 옆으로 약간 기울어지는 것을 발견했다. 이 반응은 그의 몸통과 척추가 안정되어 있지 않다는 것을 의미하는 것이다. 호흡 검사 결과 그 역시 흉식호흡을 하고 있었다.

상술한 두 가지의 사례는 척추의 안정성이 부족할 때 일어나는 증상을 보여준다. 주 치료법은 구간(軀幹)을 단련해 척추 고정력을 높이는 것이다. 나는 그들에게 구간(軀幹) 단련을 위해 횡격막호흡을 연습해야 한다고 말했다. 물론 그들은 호흡과 요통이 무슨 상관이 있냐며 의아해했다.

경추 통증과 요통을 호소하는 환자가 있을 때, 의사는 물리적인 검사를 하지 않고, 바로 엑스선 촬영을 한다. 그리고 환자들에게 거북목 증후군이나, 척추측만증, 골극, 연골 퇴화, 추간판탈출 등 여러 병명을 대며 그들의 증상을 설명한다.

병원에서 하는 검사들은 경추나 요추의 뼈와 관절에 나타난 문제는 잘 찾아내지만, 근육과 연조직에서 생긴 병들은 잘 찾아내지 못한다. 그러니 호흡에 생긴 문제를 발견해내기는 더욱 힘들다.

척추와 허리를 바로잡는 횡격막

횡격막은 호흡을 돕는 것 외에도 척추를 고정시키고, 자세를 바르게 만드는 역할을 한다. 편안한 호흡을 할 때 횡격막은 1.5mm 정도로 매우 조금 움직인다. 숨을 깊게 쉬었을 때 횡격막의 운동 폭은 6~10mm까지 늘어난다.

횡격막이 내려가면 복부가 받는 압력이 커지는데, 그 압력이 배의 앞과 복강 아래의 골반 근육까지 전해진다. 또한 복압은 등 쪽 척추를 지탱하는 힘으로 쓰여, 허리와 척추를 바로 세워준다.

일반적으로 사람은 몸을 움직이기 전에 몸통을 바르게 고정시키고, 그 후에 사지를 움직인다. 예를 들어, 유리문을 민다고 생각해보자. 횡격막으로 큰 숨을 들이쉬지 않는다면 복강에는 문을 밀어낼 수 있는 힘이 충분히 모이지 못하기 때문에 문을 여는 데 큰 어려움을 겪을 것이다. 또한 몸이 고정되지 못해서 휘청거릴 것이다. 간혹 몸통이 바로 서지 못한 사람은 문에 몸을 기댄 채 온몸의 힘을 다해 문을 열기도 한다. 테니스와 같은 구기 종목 선수들은 힘을 쓰기 전에 숨을 크게 마셔 복부에 힘을 싣고, 숨을 내뱉으면서 전력으로 상대에게 공격을 가한다. 마찬가지로 태극권에서도 손동작을 할 때, 호흡을 단전에 모아 구간(軀幹)을 안정적으로 고정시킨다.

공수도 수련에서도 마찬가지이다. 수련자들은 목판을 부수기 전에 호흡을 깊게 마셨다가 큰 함성과 함께 숨을 내쉬며 목판을 깔끔하게 잘라버린다.

횡격막 근육 단련의 필요성

횡격막은 호흡을 돕고 척추를 안정시키는 두 가지 역할을 한다. 하지만 때로는 그중 한 가지를 놓치기도 한다. 연구에 따르면 횡격막의 활동이 늘어남과 동시에 호흡이 필요한 순간이 오면 척추를 고정하는 일은 후순위로 밀려난다. 한 연구에서 만성 요통 환자 10명과 정상인 10명을 비교 실험했는데, 숨을 더 많이 쉬어야 하는 순간에 요통 환자 70~80%의 횡격막 피로도가 높아지는 것을 발견했다. 정상인들은 30~40% 정도만 횡격막 피로도가 높아졌다. 이는 만성 요통 환자의 경

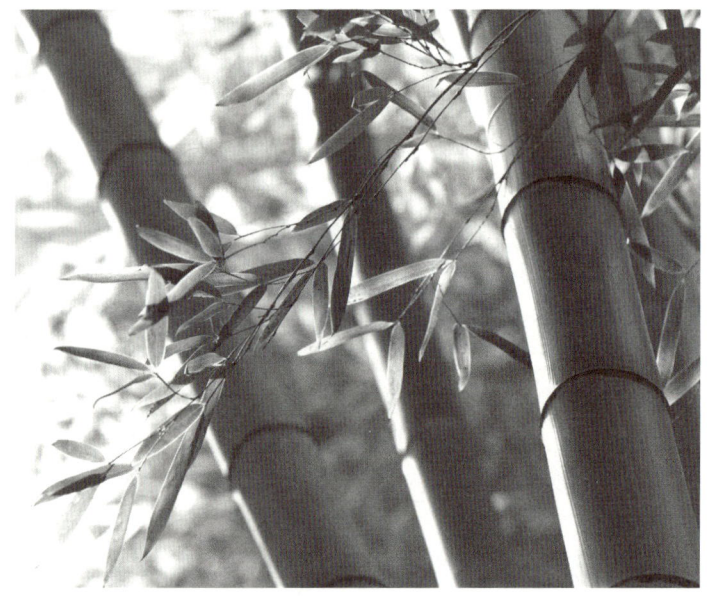

우 횡격막 근육이 약하기 때문에 횡격막이 쉽게 피로를 느낀다는 것을 보여준다.

또 다른 연구에서는 만성 요통 환자 18명과 정상인 29명의 횡격막 운동 폭에 대해 비교 실험을 진행했다. 실험 결과, 요통 환자의 횡격막은 정상인보다 그 운동 폭이 좁았으며 운동이 진행되는 위치도 비교적 높았다. 이처럼 요통 환자의 횡격막호흡은 운동 폭이 좁고 충분히 깊지 않기 때문에 복부에 압력을 가할 수 없다. 때문에 복부에 가해지는 압력이 낮아 척추를 고정하는 힘이 생기기 어렵고, 이로 인해 요통이 발생한다.

횡격막이 척추를 충분히 지탱하지 못하면 몸은 다른 방법으로 척추를 세우려고 하고, 결국 허리 근육과 등 근육이 그 역할을 맡게 된다. 따라서 허리 주변 근육들이 항상 수축상태를 유지하여 결국 근육이 딱딱해지고 만다. 허리 근육이 딱딱해진 것을 느낄 때, 사람들은 으레 뭉친 근육을 풀기 위해 안마를 받는다. 하지만 안마를 자주 받아본 사람은 알겠지만, 허리 근육은 쉽게 풀어지지 않으며 요통도 쉽게 잦아들지 않는다. 모든 근육 긴장의 원인은 바로 횡격막 기능의 상실에 있다. 쉬운 예로, A와 B가 함께 일을 하는데 A는 기를 쓰고 열심히 일을 하는 반면 B는 효율이 낮아 본인의 할당량을 채우지 못했다고 가정해보자. B의 비효율 때문에 A

는 부족분을 채우느라 쉴 틈이 없어진다. 이 경우 B의 효율을 높여야만 A에게 쉴 시간이 생기게 된다. 여기에서 A는 척추 근육이고, B는 횡격막이다. 결국 억지로 척추 근육을 풀어줄 것이 아니라, 횡격막의 기능을 개선시켜야 근육이 쉴 틈이 생기는 것이다.

벨기에서는 만성 요통 환자 28명을 2조로 나누어 8주간 횡격막 근육 단련 훈련을 진행했다. 이때 두 조는 같은 훈련을 하되, 훈련 강도에 차이를 두었다.

훈련 강도가 높았던 1조는 호흡 근육이 크게 단련되었으며, 요통이 줄어드는 효과도 함께 나타났다. 반면에 호흡 강도가 약했던 2조는 호흡 근육이 별로 단련되지 않았으며, 요통 증상 개선도 미비했다. 강도 높게 횡격막을 단련하면 호흡 시 복강 전체에 복압을 가해 몸을 안정시킬 수 있다. 호흡 시 양 손으로 갈비뼈 아래를 만져보면 복부와 허리부분이 함께 팽창하는 것을 느낄 수 있는데, 이 힘이 바로 몸통을 안정시키는 힘이다.

배한과 오십견 개선

횡격막호흡은 허리와 연결된 목에도 영향을 미친다. 우리는 등산이나 계단 오르기 같이 격렬한 운동을 할 때만 흉부로 호흡을 하고, 안정된 상태에서는 횡격막을 사용해야 한다. 평상시에도 흉식호흡을 지속하면 목과 어깨에 잦은 통증을 느끼게 될 것이다. 흉식호흡을 하면 숨을 마실 때마다 흉곽을 들어 올리게 되는데, 흉곽은 매우 크고 무거운 반면 흉곽을 들어 올리는 목과 흉부 근육은 극히 작아 근육에 가해지는 부담이 커진다. 흉곽 앞에 위치한 흉소근(胸小肌)의 실제 크기는 연필 한 자루만한데, 이 작은 근육들이 모여 흉곽을 들어올리기 위해 1분에 수십 차례 수축과 팽창을 반복하는 모습을 상상해보라. 근육이 받는 스트레스는 실로 엄청날 것이다.

흉식호흡을 습관적으로 반복하면 목과 어깨 그리고 머리에 통증이 생기기 쉽다. 이 통증들은 두통과 어지럼증으로 발전하고, 심할 경우 이명이나, 손 마비, 수족 냉증 및 무감각증을 가져올 수 있다.

또한 흉식호흡은 배한(背寒, 등에 오싹오싹한 추위를 느끼는 증상)을 유발한다. 흉식호흡을 하면 흉쇄유돌근(胸鎖乳突筋)이 수축되는데, 이때 일반적으로 머리가 앞쪽으로 기울어 배한 외에도 다양한 증상들이 나타난다. 이 상태에서 환자들은 어깨 근육 피로와 팔 마비 증상을 호소한다. 간혹 위쪽 팔 저림과 무감각증을 느끼기도 한다.

게다가 흉소근의 수축으로 어깨가 앞으로 굽어져 오십견[1] 발병의 위험을 높인다. 어깨 통증을 앓고 있는 사람은 대부분 배한도 함께 겪고 있다. 어깨 관절 구조를 알면 배한이 오십견과 어떤 관계인지 알 수 있다.

어깨의 제일 바깥쪽을 만져보면 다른 부위보다 조금 돌출된 견봉(肩峰)이 있다. 견봉은 어깨에서 제일 높이 위치해 있으며, 그 밑으로는 상박골(上膊骨)이 있다. 견봉과 상박골 사이에는 9~10mm의 작은 공간이 있는데, 그 안에 극상근(棘上筋)이 있다. 평소 올바른 자세를 유지하고 배한이 없는 경우, 견봉과 상박골 사이의 공간이 충분히 넓어 마찰이 일어나지 않는다. 그러나 배한을 느끼게 되면 등이 앞으로 굽어 견봉도 점차 내려온다. 따라서 견봉과 상박골에 마찰이 생겨 통증을 느끼게 되는 것이다. (그림 6.1)

한편 수영, 배구, 농구와 같은 운동을 자주 하거나, 창문을 닦는 일, 혹은 잘 때 팔을 머리 위로 올리고 자는 습관 등, 팔을 자주 들어 올리는 행동을 하게 되면 견봉과 상박골의 접촉이 잦아져 오십견이나 어깨 근건염(筋腱炎)의 위험이 높아진다. 또한 어깨 통증을 가진 환자는 배한을 함께 느낀다. 마찬가지로 배한을 느끼는 환자는 어깨 통증을 갖게 될 확률도

---

1 편집자 주. 어깨 관절의 윤활 주머니가 퇴행성 변화를 일으키면서 염증을 유발하는 질병

높다. 그리고 견봉 아래의 공간이 6mm 이하가 되면 근상근의 힘줄이 찢어지거나 심한 경우 끊어질 수도 있다.

우리는 간단한 실험을 통해 배한이 어깨 움직임에 어떠한 영향을 끼치는지 알 수 있다. 첫 번째로, 양쪽 어깨를 약간 뒤로 젖힌 뒤 허리와 등을 세워 바른 자세를 유지한다. 그 상태에서 두 팔을 뻗어 머리 위로 올린다. 이때 두 팔을 하늘로 뻗은 각도를 기록한다. 두 번째로는 양쪽 어깨를 앞으로 웅크린다. 그 상태에서 두 팔을 뻗어 머리 위로 들어 올린다. 마찬가지로 두 팔을 하늘로 뻗은 각도를 기록한다.

두 기록을 비교하면, 어깨를 웅크렸을 때보다 어깨를 펴고 팔을 들었을 때 팔이 더 크게 펼쳐진다는 것을 알 수 있

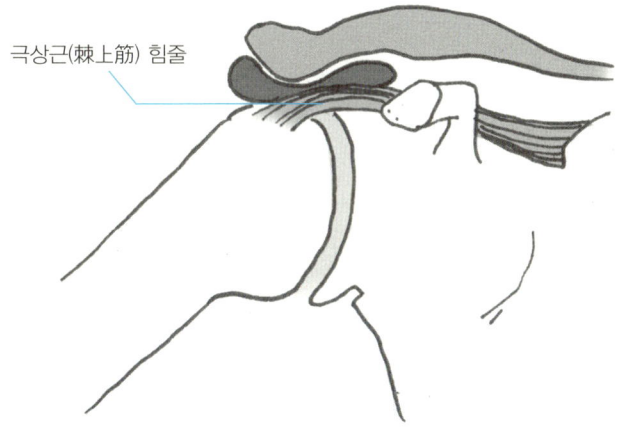

그림 6.1
등의 자세가 바르지 않으면 극상근의 힘줄이 압박을 받아 찢어지거나 염증이 생긴다.

다. 이는 배한이 어깨 관절의 운동 폭을 좁힌다는 것을 보여준다.

목과 어깨, 그리고 어깨 밑 근육에 잦은 통증을 느끼고 있는데 전문 의학으로 별다른 효과를 보지 못했다면, 호흡에서 그 해답을 찾을 수 있다. 흉식호흡을 줄이고 횡격막호흡을 훈련하면 목과 상흉부 근육의 부담을 줄여 거북목과 배한 증상을 완화시킬 수 있다.

간단한 동작을 해보자. 손바닥을 가볍게 어깨에 얹고, 천천히 횡격막으로 호흡한다. 그러면 어깨가 약간 뒤로 움직이는 것을 손바닥으로 느낄 수 있다. 이렇게 횡격막호흡을 유지하면 어깨가 앞으로 굽어지는 것을 막아 배한을 예방할 수 있으며, 나이가 들어 오십견이 생기는 것을 막을 수 있다.

참고 자료

1. Janssens L. Et al, *Inspiratory muscle training affects proprioceptive use and low back pain*, Med Sci Sports Exerc 2014 May 27,
2. Kapreli E at al, *Neck pain causes respiratory dysfunction*, Medical Hypotheses 2008; 70:1009-1013,
3. Kapreli E at al, *Respiratory dysfunction in chronic neck patients*, A pilot study, Cephalagia, 2009; 29:701-710,
4. Kolar P, *Postural function of te diaphragm in persons with and without chronic low back pain*, J Orthop SPorts Phys Ther

2012;42(4):352-362.

5. Vostatek P et al. *Diaphragm postural function analysis using magnetic resonance imaging*. PLos One 2013; 8(3); e56724.

Chapter 07
심혈관계 질환을 개선하는 호흡법

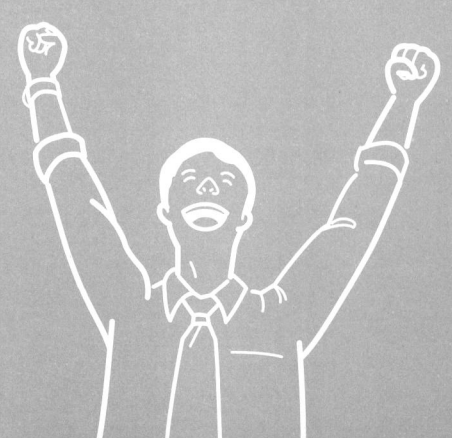

Chapter 07
심혈관계 질환을 개선하는 호흡법

혈압이 오르면 우리는 가장 먼저 혈압 약을 찾는다. 허혈성 심장질환이 있을 때에는 아스피린을, 심계항진에는 심장 박동을 느리게 하는 약을 복용한다. 하지만 대부분의 사람들은 혈압을 조절하고 심장에 혈액을 공급하며 심장 박동을 안정시키는 '호흡'의 기능에 대해 알지 못한다.

심장이나 호흡은 모두 자율신경에서 자동으로 조절한다. 하지만 심장과 달리 호흡 속도나 깊이는 우리 스스로 조절할 수 있다. 중추 신경에서도 심장과 호흡을 제어하지만, 호흡 또한 간접적으로 심장과 혈관에 영향을 주기도 한다. 느리면서 규칙적인 횡격막호흡은 혈압을 낮추고 혈액 순환을 촉진시켜 심계항진을 개선하며, 건강의 주요 지표인 심장 박동수를 조절한다.

고혈압 개선

혈압은 혈관이 혈액에 가하는 압력을 의미하며, 심장이 수축할 때 나타나는 수축기 혈압과, 심장 이완 시에 나타나는 이완기 혈압으로 나뉜다. 특별한 언급이 없이 일반적으로 "혈압"이라 말할 때는 동맥이 받는 혈압, 즉 수축기 혈압을 말한다. 그리고 혈압의 높낮이에 따라 고혈압, 정상혈압, 저혈압으로 나눈다.

성인의 혈압 수치

분류	최고(mmHg)	최저(mmHg)
저혈압	< 90	< 60
정상	90 ~ 119	60 ~ 79
전기(前期)고혈압	120 ~ 139	80 ~ 89
1기 고혈압	140 ~ 159	90 ~ 99
2기 고혈압	160 ~ 179	100 ~ 109
급성 고혈압	>180	>110

혈압은 신체의 활동에 있어 매우 중요하다. 혈압이 과하게 높으면 혈관 파열의 위험이 있으며, 너무 낮은 혈압은 신체 조직에 영양을 공급하는 데 문제를 가져올 수 있다.

마치 건물의 수압이 낮으면 물 공급이 안 되고 수압이 너무 높으면 배수관이 터져버리는 것과 같다.

따라서 혈압을 조절하는 것은 무엇보다 중요하다. 신체의 각 조직에 영양과 혈액을 적절히 공급하기 위해, 운동할 때는 혈압이 올라가야 하고 수면 시에는 내려가야 한다. 혈압을 조절하는 형태는 단기(短期) 조절과 장기(長期) 조절이 있는데, 우선 단기 조절에 대해 살펴보자. 압력의 단기 조절은 압력수용체, 화학수용체, 자율신경, 호르몬 등에 다양한 영향을 끼친다.

압력수용체는 대동맥 가까이에 위치한다. 이는 압력수용체가 대동맥의 혈압을 가까이에서 관찰하고, 혈압이 낮아지거나 높아지는 순간 즉각적으로 반응하기 위해서다. 앉아 있다가 일어날 때처럼 혈압이 갑자기 낮아지면 압력수용체에서 압력 저하를 감지하여 곧바로 뇌의 심혈관 센터로 신호를 보낸다. 그리고 그 신호로 교감신경은 자극을 받아 심장을 더 자주 수축시켜 혈압을 높인다.

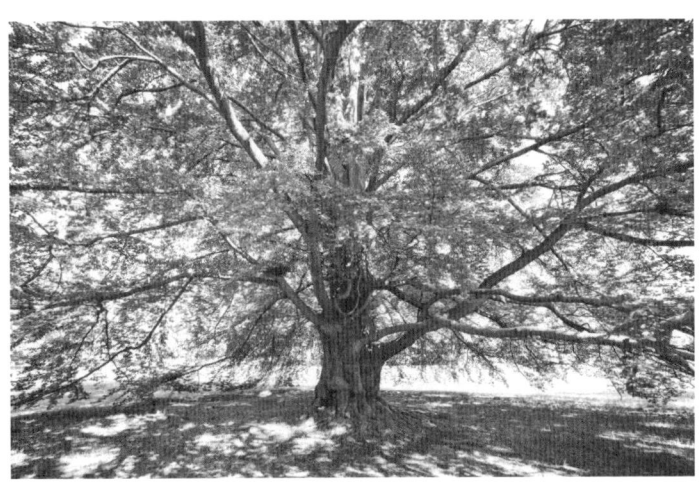

혈압이 지나치게 올라가도 압력수용체는 뇌에 신호를 보내지만, 이 경우에는 거꾸로 교감신경의 자극을 줄이고 부교감신경의 자극을 늘린다. 그러면 심장이 수축하는 횟수와 그 세기가 줄어들어 혈액 순환이 원활해지고 혈압이 낮아진다.

이것은 마치 수도관 입구에 수압측정기가 붙어 있어, 수압이 너무 높거나 낮으면 펌프실에 경고를 보내 수압을 조절하는 것과 같다.

압력수용체 바로 옆에는 화학수용체가 위치하고 있다. 화학수용체는 산소와 이산화탄소, 혈액의 산성도와 같은 혈액 내의 화학성분을 조절하는 역할을 한다. 이산화탄소의 수치가 높고 산소의 수치가 낮으면 화학수용체가 자극을 받아 심장 박동수를 늘린다. 그러면 산소의 공급량이 증가한다. 반대로 산소 수치가 높고 이산화탄소 수치가 낮으면 화학수용체는 심장의 박동을 늦추어 에너지 소모량을 줄인다. 이 과정 역시 수도관 수압측정기에 비유할 수 있다. 수압측정기 옆에 화학 검사기를 붙여두어, 수질의 상태에 따라 수질을 조절하는 것과 같다.

압력수용체의 반응 속도는 매우 빠르기 때문에 혈압 수치를 안정적으로 유지할 수 있다. 하지만 압력수용체의 반응이 느려지면 문제가 발생한다. 혈압의 변화를 알아채는 속도가 느려지기 때문이다. 혈압이 약간 높은 상태임에도 압력수용체가 이를 정상으로 판단한다면 혈압은 지속적으로 높은 상태에 머물게 된다. 이는 수압측정기에 "수압 높음"이라고 표시되었음에도 펌프실에 신호가 가지 않아 계속 수압이 높은 상태에 있는 것과 같다.

이때 횡격막호흡으로 압력수용체의 감도를 높여 고혈압을 개선할 수 있다. 압력수용체가 감도를 회복하면 높아진 혈압에 대한 정보를 뇌에 더 잘 전달하게 되며, 그러면 뇌는 자율신경계에 자극을 주어 혈압을 낮추게 된다. 수도관으로 말하자면 수압측정기를 수리하는 것과 같다. 정상으로 돌아온 수압측정기는 수압 변화에 따라 즉각적인 신호를 전달하여 수압을 제어할 수 있게 된다.

한 실험에서는 12주 동안 고혈압 환자에게 횡격막호흡으로 분당 6회 호흡하게 한 결과, 환자들의 혈압이 크게 개선된 것으로 나타났다. 수축기 혈압은 8mmHg, 이완기 혈압은 5mmHg로 둘 다 감소했으며, 중요한 것은 1년이 지난 후에도 이 수치는 변함이 없었다는 것이다.

혈액 순환 개선

횡격막은 심장의 혈액순환을 촉진시키기 때문에 제2의 심장이라고도 불린다. 우선, 심장의 역할을 설명하기 전에 간단하게 심장의 구조에 대해 알아보자.

심장은 상하와 좌우로 나눌 수 있다. 윗부분은 "방"이라고 부르고, 아랫부분은 "실"이라고 부른다. 그래서 좌우로 나누면 왼쪽에는 좌심방과 좌심실이, 오른쪽에는 우심방과 우심실이 있고, 상하로 나누면 위쪽에는 좌심방과 우심방이, 아래쪽에는 좌심실과 우심실이 있다.

혈액은 정맥을 통해 우심방과 우심실로 흐르고, 우심실에서 폐로 들어간다. 여기서 다시 폐의 동맥을 통해 좌심방으로 들어가며 좌심실을 거쳐 온 몸으로 뻗어나간다. (그림 7.1)

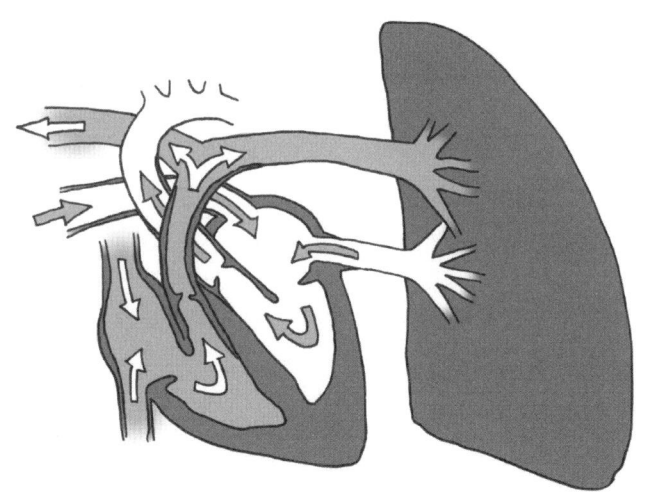

그림 7.1
혈액은 우심방과 우심실을 지나 폐로 들어가고,
폐에서 좌심방과 좌심실을 지나 체내로 퍼진다.

횡격막호흡은 이러한 혈액순환 과정 전체에 영향을 끼친다. 숨을 마실 때, 좌측 심장과 우측 심장의 반응은 다르다. 횡격막이 내려가면 흉강 내의 압력이 떨어지면서 심장 내의 압력이 함께 낮아지는데, 이때 혈액은 속도를 내어 정맥을 지나 우심방으로 들어간다. 이 과정은 어항의 물을 갈아주는 것과 비슷하다. 양쪽이 뚫린 투명 고무관의 한쪽 끝을 물이 가득 찬 어항 속에 넣고 나머지 한쪽 끝을 입으로 물고 빨아들이면, 고무관 안의 압력이 낮아져 어항 속의 물이 고무관을 타고 어항 밖으로 나오는 것과 같다.

혈액은 연이어 우심방에서 우심실로 흐른다. 혈류량이 많아지면 심장의 근육 섬유가 늘어나기 때문에 수축하려는 힘도 강해진다. 이는 마치 고무줄을 잡아당길수록 고무줄의 탄성이 증가하는 것과 같다. 따라서 우심실의 수축으로 우심실에서 내보내는 혈액량이 많아져 폐에 더 많은 혈액이 유입되고, 이로 인해 더 많은 산소가 몸의 각 부분에 퍼지게 된다.

숨을 내쉴 때에는 상황이 반대가 된다. 흉강의 압력이 높아지기 때문에 우심방과 우심실로 들어가는 혈액이 줄어들고, 우심실의 1분 박출량(혈액을 내보내는 양)도 줄어든다.

호흡에 대한 왼쪽 심장의 반응은 오른쪽 심장과 확연히 다르다. 숨을 마실 때는 횡격막이 내려가고 복강과 폐조직이 팽창하여 공기가 폐의 기포로 들어간다. 그러면 폐에 모인 혈액량이 증가한다. 이때 좌심실로 들어가는 혈액량은 상대적으로 줄어든다. 당연히 좌심실에서 나오는 혈액양도 줄어든다.

하지만 숨을 내쉴 때는 폐의 탄성이 높아져 폐에서 좌심방으로 들어가는 혈액량이 증가한다. 이로 인해 좌심실이 혈액으로 가득 차게 되며, 동시에 좌심실 근육 섬유가 늘어나 수축하려는 힘이 커진다. 수축으로 인해 좌심실에서 유출되는 혈액의 양은 많아지고, 이로써 조직에 혈액을 충분히 공급할 수 있게 된다.

요약하자면, 숨을 마시는 행위는 혈액의 속도를 높여 혈액을 심장으로 들어가게 하고, 우심실의 박출량을 증가시킨다. 반대로 숨을 내쉬는 행위 역시 혈액의 속도를 높이는데, 이때는 혈액이 폐에서 나와 좌심방과 좌심실로 들어간다. 따라서 좌심실의 박출량이 늘어난다. 결론적으로, 횡격막호흡은 혈액의 전달을 원활하게 하여 심장과 온 몸 조직에 더 많은 피를 공급하게 되는 것이다.

심장 박동이 줄면 심계항진이 완화된다.

심장은 온종일 뛰고 있지만 정상적인 사람은 대부분 본인의 심장 박동을 느끼지 못한다. 하루가 끝나고 잠들기 전 베개에 귀를 대고 누워서야 가끔 본인의 박동 소리를 듣게 될 뿐이다.

그런데 자신의 심장이 뛰는 것이 감지될 때가 있는데, 이것이 바로 심계항진이다. 보통은 불규칙하거나 빠르게 뛰는 것을 느끼며, 심한 경우엔 박동이 정지하는 것을 느끼기도 한다.

심계항진의 원인은 다양하다. 심장에 문제가 생겼기 때문일 수도 있고, 갑상선 기능 항진증, 약물, 정서적인 문제 등으로 발생하기도 한다. 이러한 문제들은 모두 혈액검사나 영상검사를 통해 진단할 수 있다. 만일 검사로도 문제의 원인을 찾을 수 없다면, 본인의 빠른 호흡을 의심해봐야 할 것이다.

급한 호흡은 세포 바깥의 칼슘이온 농도를 떨어뜨려 칼슘이온이 나트륨 이온의 진입을 막을 수 없게 만든다. 그리고 칼슘이온은 신경세포로 들어가 신경세포를 흥분시킨다. 이로 인해 심장 박동의 횟수를 조절하는 두방결(竇房結) 세포가 영향을 받아 심장 박동의 속도와 강도가 빨라지고 그래서 심계항진이 발생한다.

하지만 복식호흡과 호흡 빈도를 낮추는 것만으로도 위와 같은 상황을 개선시킬 수 있다. 게다가 횡격막호흡은 세포의 흥분을 가라앉힐 수 있기 때문에 심계항진 증상을 완화시킨다.

심장 건강 유지

자율신경의 건강을 판단하는 중요한 지표들이 있는데, 그 중 하나가 심장이 뛰는 빈도수, 즉 심장 박동수이다. 정상인의 심장은 보통 1분에 72회 뛴다. 물론 항상 일정한 것은 아니다. 심장 박동수는 미세한 규칙에 따라 움직이며, 자율신경을 포함한 체내외 환경 변화에 큰 영향을 받는다.

자율신경계는 교감신경과 부교감신경으로 나뉘어지는데, 교감신경은 심장 박동수를 높이도록 자극하고, 부교감신경은 심장 박동수를 낮추도록 자극한다. 심장 박동수는 이 두 신경이 조화를 이룰 때 최적의 상태를 유지한다.

건강한 사람의 평균 심장 박동수는 매우 규칙적이지만 호흡에 따라 조금씩 변할 수 있다. 흡기 시에는 심장 박동수가 올라가고, 호기 시에는 내려간다. 또한 심장박동사이의 시간적 길이는 833mc(밀리초: 1mc는 1000분의 1초)이며, 그 표준차는 심장 박동수에 따라 변하지만 통상 40으로 간주한다. 심장 박동수 변이도라는 것도 있는데, 이는 자율신경계의 자극에 대한 심장의 민감도와 반응 정도를 나타낸다. 자율신경의 조절 기능이 좋을수록 심장 박동수의 변이도는 커지며, 좋지 않을수록 변이도도 낮아진다. 보통은 노인이나 빈혈성 심혈관 질환 환자, 당뇨병 환자의 경우 심장 박동수 변이도가 낮다. 한번은 질병을 앓고 있는 남성 145명을 대상으로 실험을 진행한 적이 있었다. 그중 45명은 빈혈성 심장병을, 52명은 빈혈성 심장병과 당뇨병을, 나머지 48명은 빈혈성 심장병과 당뇨병성 말초신경병증을 앓고 있었다.

물리치료사는 그들에게 횡격막으로 호흡하는 방법을 알려주고, 그들의 심장 박동수 변이도가 어떻게 변화하는지를 기록했다.

그 결과, 호흡 단련 후 3개월과 1년의 기록에서 세 그룹의 심장 박동수 변이도가 크게 개선된 것을 확인할 수 있었다. 그러나 호흡 단련을 하지 않았던 그룹은 심장 박동수 변이도가 여전히 낮았다. 이 연구를 통해 알 수 있듯이, 횡격막호흡은 부교감 신경의 민감도를 높여 심혈관을 더욱 건강하게 만든다.

심장병 재발 위험 감소

심장병 완치자에게 횡격막호흡을 응용했더니 효과가 우수했다는 네덜란드의 연구 결과가 있다. 횡격막호흡은 심장병의 재발 위험을 줄일 수 있으며, 심장병 환자의 생존율을 높이는 것으로 나타났다.

그 연구에서는 심근경색 환자 156명을 두 조로 나누어

76명에게 횡격막호흡과 이완 훈련을 진행하고, 나머지 80명에게는 보통의 유산소 운동을 훈련시켰다. 5주의 훈련 기간이 지난 후에 보니, 유산소 운동 그룹의 심장 박동수는 낮아지긴 했으나, 횡격막호흡을 한 그룹에 비하면 그 변화가 매우 작았다. 대신 횡격막호흡을 한 그룹의 심장 박동수는 훨씬 개선되었다. 중요한 것은 유산소 운동 그룹의 경우 51%가 심장 문제의 재발로 인해 다시 입원을 했지만, 횡격막호흡 그룹의 경우 그 절반인 25%만 재입원했다는 것이다.

또 다른 실험에서는 협심증 환자를 두 조로 나누어 비교 연구를 진행했다. 1조는 횡격막호흡 훈련을, 2조는 호흡이 아닌 다른 훈련을 시켰다. 2년이 지난 후, 1조에 참여한 환자 중 심장병으로 재입원한 환자는 한 명도 없었다. 그러나 2조의 경우 17명 중 7명이 협심증 혹은 심장 수술로 인해 재입원했다. 그리고 횡격막호흡과 이완 운동을 한 환자의 평균 병원 방문일수는 476일이었지만, 유산소나 기타 운동을 해온 환자의 평균 병원 방문일 수는 719일로, 1조보다 243일이 많았다.

이 연구에 따르면, 심장병 재발률을 낮추기 위해서는 유산소 운동보다 횡격막호흡 훈련이 더 효과적이라는 것을 알 수 있다. 따라서 심장병 환자는 호흡 훈련과 호흡을 통한 이완 운동을 배워야 할 것이다.

참고 자료

1. Anderson DE et al, *Regular slow-breathing exercise effects on blood pressure and breathing patterns at rest*, Journal of Human Hypertension 2010; 24: 807-813.
2. Hering D et al, *Effects of acute and long-term slow breathing exercise on muscle sympathetic nerve activity in untreated male patients with hypertension*, Journal of Hypertension 2013, 31:739-746.
3. Kulur AB et al, *Effect of diaphragmatic breathing on heart rate variability in ischemic heart disease with diabetes*, Arq Bras Cardiol 2009; 92(6): 423-429.
4. Lee JS et al, *Effects of diaphragmatic breathing on ambulatory blood pressure and heart rate*, Biomedicine&Pharmacotherapy 2003; 57:87s-91s.
5. van Dixhoom J, White A, *Relaxation therapy for rehabilitation and prevention in ischaemic heart disease: a systematic review and meta-analysis*, Eur J Cardiovasc Prev Rehabil, 2005; 12(3): 193-202.
6. van Dixhoom J, *Cardiorespiratory effects of breathing and relaxation instruction in myocardial infarction patients*, Biol Psychol, 1998;49 (1-2):123-35.

Chapter 08
느린 호흡으로 천식 완치

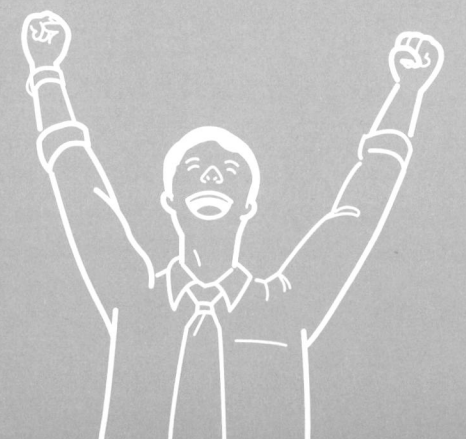

Chapter 08
느린 호흡으로 천식 완치

천식은 주변에서 흔히 접할 수 있는 질병 중 하나이다. 선진국의 경우 발병률은 약 10%이며, 나이에 상관없이 발병한다. 증상으로는 주로 기침, 호흡곤란, 가슴이 답답한 증상들이 있다.

천식은 치료가 불가능한 병이 아니다. 운 좋게도 천식 환자의 70%가 본인의 증상을 제어할 수 있다. 제어가 가능하다면 환자의 활동에는 큰 제한이 없어지고, 밤에 기침 때문에 잠을 설치는 일도 없으며 정상적인 생활이 가능해진다. 기관지 확장제를 복용하는 횟수도 1주일에 3회가 채 되지 않을 것이다.

천식 치료는 주로 스테로이드 스프레이와 기관지 확장제 등 약물을 통해 이루어진다. 간혹 약물 부작용(특히 스테로이드 스프레이)에 대해 걱정하는 환자가 있기 때문에 비약물적 방법을 병행하기도 한다. 여러 가지 방법 중 부테이코(Buteyko) 호흡과 횡격막호흡은 발작 횟수를 줄이고, 약의 복용량까지 줄일 수 있는 상당히 효과적인 방법이다.

느린 호흡으로 천식을 치료하다.

우크라이나의 부테이코(Buteyko) 교수는 구소련 시대에 의과대학에 다녔는데, 의대 3년차에 한 가지 프로젝트를 진행했었다. 그것은 거의 죽어가는 환자의 호흡을 측정하는 것이었는데, 100시간이 넘도록 병상 옆에 앉아 사람이 죽기 직전의 호흡을 기록한 것이다. 그는 사람이 세상을 뜨는 순간 호흡이 점점 빨라지고 급해진다는 것을 발견했다. 나중에는 환자의 호흡만으로도 죽음이 다가오는 것을 예측하는 경지에 이르렀다.

의과대학을 졸업한 뒤에도 비슷한 연구를 계속했는데, 한번은 건강한 지원자들을 모집하여 지속적으로 깊은 호흡을 유지하게 했었다. 어느 정도 시간이 지나자 지원자들은 마른

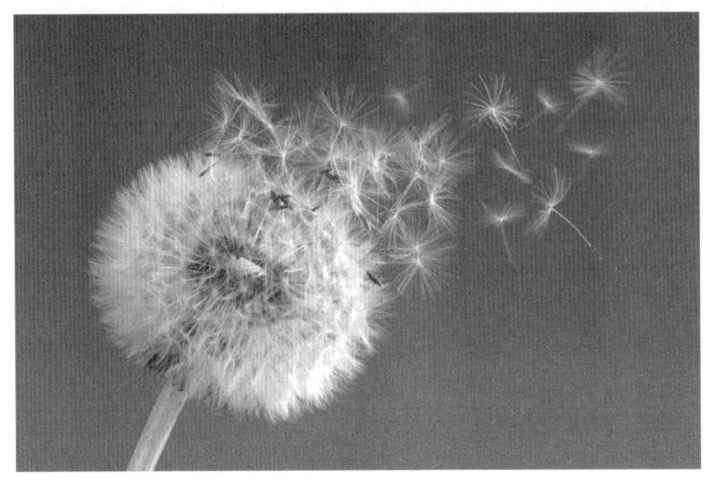

기침을 하거나 숨을 헐떡이기 시작했고, 어지럼증, 답답함, 질식 같은 증상을 호소했다. 그리고 결국엔 의식을 잃게 되었다.

그러다가 한 달 후, 그는 한 사건을 겪고 나서 호흡이 여러 질병들과 관련이 있다는 사실을 깨달았다. 어느 날 밤, 병원 회진을 돌고 사무실에 들어와 휴식을 취할 때였다. 갑자기 심한 두통과 더불어 혈압이 높아졌는데, 무의식적으로 바지 주머니에서 혈압 약을 꺼내던 순간, 자신의 호흡이 매우 빠르다는 것을 깨달았다.

급한 호흡이 혈관과 기도를 더욱 좁게 만든다는 것 정도는 알고 있었기 때문에, 그는 당장 자기 자신을 대상으로 실험을 시작했다. 우선 혈압 약을 다시 주머니에 넣고, 호흡 리듬을 차츰 느리게 바꾸었다. 얼마 지나지 않아 그의 두통은 완화되었고, 혈압도 정상 수준으로 돌아왔다. 실험 결과가 정확한지 확인하기 위해 다시 숨을 빠르게 쉬어 보았더니, 역시 심장 박동이 빨라지고 두통이 재발했다.

본인의 이론을 증명하기 위해, 그는 즉시 병원 안에서 다른 환자들을 찾아다녔다. 그리고 어느 병실에서 막 천식 발작이 일어난 노인을 목격했다. 노인은 산소마스크를 낀 상태에서 숨이 곧 넘어갈 것처럼 호흡을 가누지 못했고, 간호사는 매우 급하게 산소를 공급하고 있었다. 순간 부테이코 박사는 노인의 마스크를 벗기고 호흡을 천천히 해보라고 주문했다. 노인은 당황하여 마스크로 손을 뻗었지만, 이내 그의 제안을 받아들이고 숨을 천천히 쉬기 시작했다. 그러자 희한하게도 노인은 천식 발작이 줄어들고 점차 안정을 되찾아갔다.

이 일이 있은 후부터 부테이코 박사는 레닌그라드의 폐질환 연구소에서 '느린 호흡이 천식 환자에게 주는 영향'에 대해 연구하기 시작했으며, 결국 느린 호흡이 꽤 큰 효과가 있다는 것을 밝혀냈다. 1980년에는 제1모스크바 아동병원에서 같은 이론으로 두 번째 실험을 진행했고, 소련 위생국에서는 부테이코 박사의 치료 방법을 기관지 천식 환자의 치료법으로 허가했다. 이 치료법은 호주, 뉴질랜드, 영국, 미국 등지로 퍼져 많은 사람들에게 보급되었다.

천식 환자는 숨을 쉴 때 입을 사용하지 않는 것이 좋다.

그렇다면 '부테이코 호흡법'은 어떤 것일까? 부테이코 박사는 빠르고 힘껏 쉬는 호흡이 천식을 야기하는 주된 원인이라고 지적한다. 또한 입으로 하는 호흡은 증상을 더욱 악화시킨다고 말했다. 천식 발작이 오면 환자는 마치 산소가 없는 것 같은 호흡곤란을 느끼게 되는데, 그렇기 때문에 더 많은 산소를 흡입하기 위해 호흡 속도를 늘린다. 하지만 빠른 호흡은 기관지를 둘러싸고 있는 평활근을 수축시켜 기관지를 더 좁게 만들어버린다.

너무 힘껏 숨을 마시는 것도 기관지를 수축시키는 것은 마찬가지다. 우리는 간단한 실험을 통해 이 원리를 알 수 있다. 우선 빨대를 준비한 뒤, 빨대를 잡고 손가락을 이용해 빨대의 한쪽 끝을 살살 누른다. 그리고 다른 한쪽 끝을 입에다 대고 천천히 공기를 빨아들인다. 이 경우 빨대의 직경은 아무런 변화가 없다. 그러나 힘을 주어 공기를 빨아들이면 빨대가 즉시 안쪽으로 함몰되면서 직경이 작아진다. 동일한 원리로, 기도가 이미 수축되어 있을 때 억지로 숨을 마시면 기도가 더 좁아지기 때문에 호흡이 힘들어진다.

실제 진료를 통해서도 천식 환자 중에는 입으로 숨을 쉬는 사람들이 비교적 많다는 사실이 확인되었다. 입으로 쉬는 숨은 기관지를 자극해 증상을 악화시킨다. 비강(鼻腔)에는 공기를 따뜻하고 촉촉하게 만드는 여과기능이 있는데, 입으로 숨을 쉬면 공기가 코를 통하지 않고 입에서 직접 폐로 들어가기 때문에 공기의 온도가 낮아 기관지를 자극하게 되고, 결국 기관지 수축이 일어난다. 따라서 증상이 악화된다.

입으로 쉬는 숨, 힘껏 들이마시는 숨, 빠른 호흡, 이런 것들은 기관지의 직경을 좁게 만들어버린다. 따라서 천식을 치료하려면 코로 숨을 쉬어야 하며, 그것도 천천히 그리고 약하게 쉬어야 한다. 공기는 코로 들어갔다 코로 나와야 하므로, 부테이코 박사는 환자들에게 코 호흡을 시키고자 입에다 반창고를 붙이고 자게 했다. 환자들은 처음엔 답답하고 어색해했으나 금방 적응했다.

숨 정지 훈련, 천식 환자의 약물 복용량 줄인다.

부테이코 박사는 호흡 속도를 낮추는 방법으로 "통제된

호흡"이라는 방법을 제시했다. 통제된 호흡이란 숨을 내쉴 때마다 호흡을 잠시 멈추는 것이다. 다시 숨을 마시고 싶을 때까지만 잠깐 멈춰 있으면 된다. 멈춰 있는 시간은 길면 길수록 좋지만, 그 다음 숨이 과하게 커질 수 있으므로 너무 오래 멈추진 않아야 한다. 이 방법은 중국의 구식(龜息) 호흡법과 마찬가지로 호흡의 빈도를 낮춰 이산화탄소 수치를 늘리는 데 도움이 된다. 부테이코 박사는 또한 숨을 쉴 때 힘을 주지 않고 가볍게 쉴 것을 강조했다.

그러나 그가 언급하지 않은 호흡법이 하나 있으니, 바로 횡격막을 활용한 호흡이다.

호주와 뉴질랜드의 연구에서는 부테이코 호흡법이 천식 환자의 증상 개선에 도움을 주고 환자의 약 복용량을 줄이는 데 효과적임을 밝혀냈다. 연구는 두 그룹으로 나누어 진행되었다. 그룹1은 부테이코 호흡 치료 자격을 갖춘 치료사로부터 호흡 방법을 배웠으며, 그룹2는 물리치료사로부터 복식호흡과 이완 운동을 배웠다. 연구 참가자들은 필요에 따라 약물 복용이 허락되었다. 그 결과 부테이코 호흡 치료법을 배웠던 그룹1은 3개월에서 6개월 사이에 증상이 현저하게 호전되었다. 기관지 확장제의 복용량은 85%~90% 줄었으며, 스테로이드 스프레이 사용량도 50% 줄었다. 또한 참가자의 삶의 질도 향상되었다. 그러나 이와 대조적으로 그룹

2의 변화는 미비했다. 그룹2의 기관지 확장제 복용량은 15%~37%만 줄었으며, 스테로이드 스프레이 사용량은 1% 밖에 줄지 않았다.

이 연구는 환자들에게 부테이코 호흡법을 추천해야 할 당위성을 보여주었다. 연구자들이 한결같이 말하는 것은, 호흡을 천천히 하면 이산화탄소 수치를 늘려 기관지를 이완시키고 또 확장시키기 때문에 기천이나 가슴이 답답한 증상들을 개선시켜준다는 것이다. 이때 호흡에 횡격막을 활용할 수만 있다면 그 효과를 배가시킬 수 있다. 횡격막호흡은 중단기적으로 큰 효과를 보여주고 있다.

호흡 단련은 매일 하는 것이 좋다. 최소한 매일 20분씩 2~3회를 6개월 정도 유지할 것을 권한다. 가능하면 장기적으로 하라. 그래야 이 호흡법이 일상이 될 것이다. 호흡을 지속적으로 단련할 수만 있다면 분명 천식으로 인한 발작 위험을 줄일 수 있을 것이다. 물론 삶의 질도 전반적으로 향상된다.

참고 자료

1. Ashton MP et al, *Hypoventilation training for asthma: a case illustration*, Appl Psychophysiol Biofeedback, 2012; 37(1):63-72.
2. Bowler SD et al, *Buteyko breathing techniques in asthma: a blinded randomized controlled trial*, Med J Aust 1998; 169:575-8.
3. McHugh P et al, *Buteyko breathing technique for asthma: an effective intervention*, New Zealand medical J, 2003; 116(1187): 1-7.
4. McHugh P et al, *Buteyko breathing technique and asthma in children: a case series*, New Zealand Medical J, 2006; 119(1234): 1-4.

Chapter 09

위산 역류 예방에 효과적인 횡격막 운동

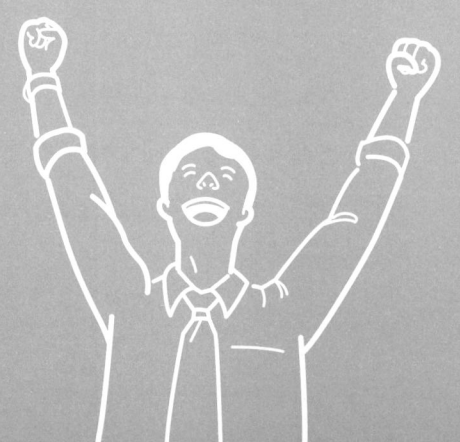

Chapter 09
위산 역류 예방에 효과적인 횡격막 운동

위산 역류는 매우 흔한 질병 중 하나이다. 위산이 식도까지 역류하면 '가슴이 타는' 것 같은 증상이 나타난다. 위산 때문에 잠에서 깨기도 하고, 만성적인 경우 목구멍에 염증이 생기거나 기침을 유발할 수도 있다.

위산 역류를 치료하기 위해서 의사들은 보통 약물 복용이나 생활 습관 개선을 권한다. 생활 습관 개선 방안으로는 식도의 괄약근에 영향을 줄 수 있는 음식을 줄이거나 배불리 먹은 후에는 눕지 말 것을 강조한다. 야식을 끊으라고도 말하며, 몸에 꽉 조이는 옷을 피하라든지 다이어트를 하라고 권하기도 한다. 하지만 한 연구에 따르면, 이러한 방법들은 위산 역류의 횟수나 정도를 줄이는 데 그다지 효과적이지 않다. 그래서 의사들은 차라리 위산 역류를 억제시키는 약물인 프로톤펌프 억제제(PPI)를 처방한다.

그런데 최근에 행해진 또 하나의 연구에서는 위산 역류와 횡격막호흡 간의 관계가 밝혀졌다. 호흡 방법을 바꾸면 위산 역류의 위험을 줄이거나 증상을 개선하여, 약물 복용량을 줄일 수 있다는 것이다. 그렇다면 호흡과 위산 역류는 어떠한 관계가 있을까?

식도를 닫는 횡격막의 기능

식도는 음식물을 소화 기관으로 전달하는 통로로서, 위로는 목구멍과, 아래로는 위장과 연결되어 있다. 위장과 연결된 부분 안팎으로는 두 개의 괄약근이 있는데, 이 근육은 반지 모양인 원형을 띄고 있으며 식도를 죄는 역할을 한다. 근육이 수축하면 식도가 닫히고 팽창하면 식도가 열리는 것이다. 내부에 있는 괄약근은 하부식도괄약근이라고 하여 식도와 연결되어 있고, 외부에 있는 괄약근은 횡격막 바로 밑 부분과 연결되어 있다. 외부 괄약근은 하부식도괄약근을 도와서 식도가 더 꽉 닫히게 해준다.

이렇게 안팎으로 위치한 괄약근은 하부식도에 압력을 넣어, 고압력 구간을 만든다. 이 고압력 구간의 길이는 2~4mm

로, 하부식도를 닫아 위장으로 들어간 음식물과 위산 등의 물질이 식도로 올라오는 것을 방지한다. 그런데 이 고압력 구간의 압력은 호흡 주기에 따라 변할 수 있다. 호기 시 횡격막이 이완되면 외부 괄약근의 힘이 빠지기 때문에, 고압력 구간의 압력은 하부식도괄약근의 힘만 의지한다. 반대로 흡기 시에는 외부괄약근의 힘이 커져 자연스럽게 고압력 구간의 압력이 높아진다.

횡격막이 수축되어 하강하면 복부와 위에 가해지는 압력이 증가하는데, 이때 횡격막 밑 부분에 위치한 외부 괄약근이 고압력 구간에 힘을 보태지 못하면 위산과 음식물이 식도로 역류될 수 있다.

정상적인 상태에서 안정된 호흡을 할 때는 하부식도의 압력이 15mmHg~20mmHg이지만, 힘을 주어 호흡할 때는 고압력 구간의 압력이 100mmHg~150mmHg까지 올라갈 수 있다. 고압력 구간의 압력은 13.2mmHg 이상이어야 하는데, 그렇지 않으면 하부식도가 완전히 닫히지 않아 위산과 공기들이 위에서 식도로 올라와 신트림[1]이나 가슴쓰림[2]이 발생한다.

---

1 편집자 주. 시큼한 냄새나 신물이 목구멍으로 넘어오면서 나는 트림
2 편집자 주. 명치 부위가 화끈하고 쓰린 증상

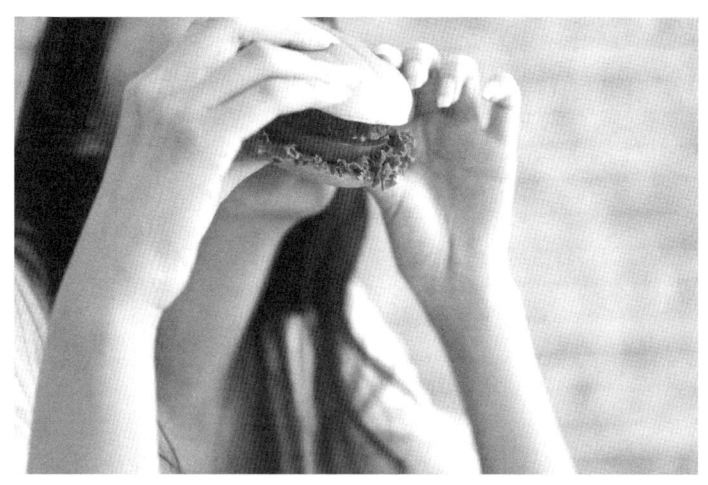

　음식물을 삼키는 것, 구토, 위산 역류는 모두 내외부 괄약근의 힘, 그리고 복부의 압력과 관계가 있다.

　음식물을 삼킬 때는 음식물이 위장으로 들어갈 수 있도록 안팎의 괄약근이 모두 이완되지만, 그 외의 시간에는 음식물이 식도로 올라오지 못하도록 고압력 구간의 압력으로 식도가 닫히게 된다.

　속이 답답하다고 느낄 때나 구토하기 바로 전, 횡격막과 복부의 근육은 강하게 수축된다. 그러나 외부 괄약근의 힘으로 하부 식도가 굳게 닫혀있으면 음식물은 역류하지 않고 위장 안에서 요동칠 수밖에 없다.

　그런데 음식물을 토해내게 되면 횡격막은 두 가지의 움직임을 동시에 수행한다. 횡격막의 끝부분인 외부 괄약근이 이완되어 식도를 여는 한편, 횡격막의 다른 부분은 수축되어 복압을 높인다. 그러면 위장의 음식물을 뱉어내는 것이다. 하지만 기침이나 재채기를 할 때에는 하부식도의 순간 압력도 동시에 증가하여, 비록 복압이 높아졌다 해도 위장의 음식물과 위산이 역류되지 않는다.

위산 역류를 유발하는 역방향호흡

최근 한 연구에 따르면, 위산 역류는 횡격막 아래 부분의 이완 작용과 밀접한 관련이 있다.

프라하 카렐 대학에서는 횡격막호흡이 하부식도 폐쇄와 관련이 있음을 밝혀냈다. 평균 연령 43.6세인 위산 역류 환자 26명을 대상으로 그들의 폐활량과 하부식도의 압력을 측정했더니, 환자들 중 90%가 휴식을 취할 때는 하부식도 압력이 정상이었으나, 호흡할 때에는 문제가 나타났다. 정상인의 경우, 흡기 시에는 횡격막이 수축하면서 하강하고 외부괄약근의 힘이 세진다. 하지만 환자들의 횡격막은 이 순간에 오히려 이완되었고, 하부식도를 닫는 압력 역시 정상보다 낮았다. 이는 횡격막이 제 기능을 하지 못해 위산 역류를 유발한다는 것을 의미한다. 그리고 정상인들은 호기 시에 횡격막이 이완되어 외부괄약근의 힘이 약해지지만, 환자들의 하부식도 압력은 정상인보다 높았다. 결론적으로, 환자들은 흡기 시와 호기 시 횡격막 밑 부분의 압력이 정상인과 반대였다.

이는 환자가 역방향호흡을 하는 것과 연관이 있을 수 있다. 환자 중 8명은 흡기 시 횡격막이 상승하고 복부가 몸 쪽으로 수축했다. 이러한 호흡은 흡기 시에 횡격막이 외부괄약근과 하부식도괄약근에 충분한 압력을 가하지 못하게 하여 식도를 폐쇄하지 못하고, 그래서 위산의 역류를 막지 못한다. 그 중 1명을 대상으로 위내시경 검사를 진행하여, 흉식호흡과 횡격막호흡이 하부식도괄약근의 압력에 미치는 영향에 대해 증명해 보였다.

환자가 흉식호흡을 할 때 살펴보니, 하부식도괄약근이 제대로 닫히지 않아 위액이 위아래로 움직여 식도로 넘어왔다. 그러나 환자가 횡격막호흡을 하니 하부식도가 바로 닫히고, 위액이 넘어오지 않는 것을 위내시경을 통해 확인할 수 있었다. 이는 횡격막호흡이 위산 역류 방지에 중요한 역할을 한다는 것을 보여준다.

식전, 식후 1시간 동안 실시하는 횡격막호흡 훈련

횡격막은 우리의 의지로 조절이 가능한 근육이다. 그 근육의 기능은 훈련을 통해 강화시킬 수 있다. 한 연구에서는 4주간의 호흡 통제 훈련을 통해 횡격막의 두께를 8%~12%까지 늘렸다는 결과가 나왔다. 또한 횡격막의 힘을 강화시킴으로써 하부식도를 더 꽉 잡아주어 위산 역류를 방지하는 효과도 나타났다. 연구자들은 다음과 같은 실험을 진행했다.

총 19명의 환자를 각각 10명과 9명, 2개조로 나누어 실험했는데, 1조에게는 횡격막호흡법을 가르쳤고, 2조에게는 아무 치료도 하지 않고 다만 필요에 따라 위산억제제를 복용했다. 연구자들은 실험 기간 동안 식도 하단의 산도와 생활 만족도, 그리고 약 복용량을 정기적으로 조사했다. 9개월이 지난 뒤, 호흡 훈련을 한 조는 성과 지표가 크게 향상되었다. 식도 하단의 산도는 4 이하로 떨어졌고, 시간이 갈수록 더 낮아졌다. 이는 위산의 상하 움직임이 줄었다는 것을 의미한다. 환자의 생활 만족도 역시 크게 높아졌다. 9개월이 지나서도 10명의 환자들은 여전히 횡격막을 활용한 호흡을 지속했으며, 증상이 크게 호전된 것으로 나타났다. 우선 연구 시작 전 매주 98mg씩 복용하던 프로톤펌프 억제제의 복용량이 25mg으로 줄어, 약물 복용량이 1/3수준으로 감소했다.

이와 반대로 호흡 훈련을 하지 않은 조는 산도, 약물 복용량, 생활 만족도 지표에서 아무런 변화와 개선이 나타나지 않았다.

이 연구 결과는 위산 역류 환자의 경우 필히 역방향호흡을 피해야 한다는 것을 보여준다. 즉, 흡기 시에 흉부를 들어 올리지 않고 복부를 수축시키지 않아야 한다. 또한 횡격막호흡을 단련하여 하부식도의 힘을 길러야 한다. 호흡 단련은 식전과 식후 1시간 내에 진행하는 것이 좋다. 식사 후 시간이 많이 지나면 위의 물질이 이미 식도로 역류되는 현상이 진행되었을 수 있기 때문에, 식후 2시간이 지나면 호흡 단련의 효과가 줄어든다.

참고 자료

1. Chaves RCM, Suesada M et al. *Respiratory physiotherapy can increase lower esophageal sphincter pressure in GERD patients*. Respirator Medicine 2012; 106: 1794-9.
2. Bitnar P, Kolar P, et al. *The importance of the diaphragm in the etiology and the possibility of its use in the treatment of GERD*. Presented at the International Society for Diseases of Esophagus, Biennial Congress in Kagoshima Sept 2-5, 2010.
3. Eherer AJ, Netolitzky F et al. *Pisitive effect of abdominal breathing exercise on gastroesophageal refulx disease: a randomized,*

controlled study. Am J Gastroenerology 2012 Mar 107:372-8.

4. 丁召路等；餐\後不同時間段膈肌訓練對胃食管反流病患者抗反流屏障的影響, 中華醫學雜誌, 2013年 93(40): 3215-9.

Chapter 10

약 없이도 조열을 없앤다

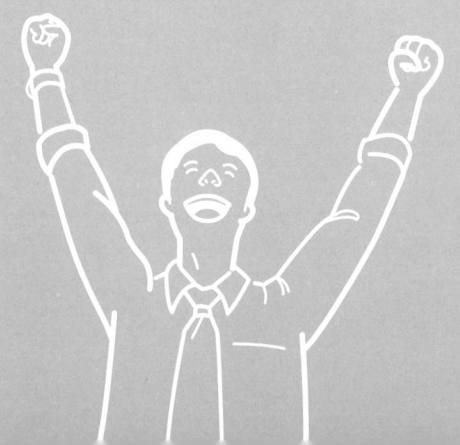

Chapter 10
약 없이도 조열을 없앤다

조열[1]은 주변에서 흔히 볼 수 있는 증상으로, 보통 갱년기나 유방암 치료를 받은 중년 여성에게서 자주 나타난다. 갱년기 전후에 있는 중년여성은 약 75%~80%가 조열을 경험한다. 체지방이 에스트로겐을 만들어내는 기능을 하기 때문에 몸에 살이 많은 사람은 에스트로겐이 없어지는 속도가 느려서 갱년기 증상이 심하지 않다. 이와 반대로 마른 체격을 가진 사람은 지방이 적어 에스트로겐이 빨리 소멸되기 때문에 갱년기 증상이 심할 수 있다.

유방암 수술을 받은 환자는 장기간 항에스트로겐 약물 치료를 받아야 한다. 이 시기는 체내의 에스트로겐이 줄어들기 때문에 "약물 갱년기"라고도 한다. 항에스트로겐 치료를 받은 유방암 환자의 90% 이상이 조열 증상을 겪는다.

에스트로겐이 감소하면 시상하부의 온도 조절 기능에 문

---

1 편집자 주. 일정한 시간을 두고 일어나는 신열

제가 생겨, 신체의 온도를 제대로 통제하지 못하게 된다. 마치 에어컨의 온도 시스템이 고장 나 더운 바람이 나오는 것과 같다.

득보다 실이 더 많은 에스트로겐 치료

조열은 갱년기에 가장 많이 겪게 되는 증상이다. 갑자기 머리로 뜨거운 열이 솟아오르는 느낌이 들면서 눈앞이 깜깜해지거나 어지럼증, 심계항진, 흉부 압박감 등의 증상이 나타난다. 또한 안면, 목, 흉부에 미만성이나 국소성 홍조가 나타날 수 있으며, 땀이 난다.

조열을 앓는 사람은 잠을 잘 때 땀을 많이 흘리는데, 특히 아침 5~6시에 심하다. 잠에서 깨고 나면 온 몸과 이불까지 땀으로 젖어 있다. 땀을 흘리고 나면 피부를 통해 체온이 낮아지기 때문에 혈관이 수축된다. 그리고 금세 다시 추위를 느끼게 된다. 열기와 홍조, 땀 중 한 가지 증상만 나타날 수도 있고 이 모두가 동시에 나타날 수도 있다. 그래서 홍조와 땀 없이 더위를 느끼거나, 손이나 얼굴에 땀은 흘리는데 홍조는 나타나지 않는 경우도 있다. 또한 이 시기에 불안, 번조증, 답답함, 불면증, 기억력 감퇴 등 기타 증상들을 함께 겪기

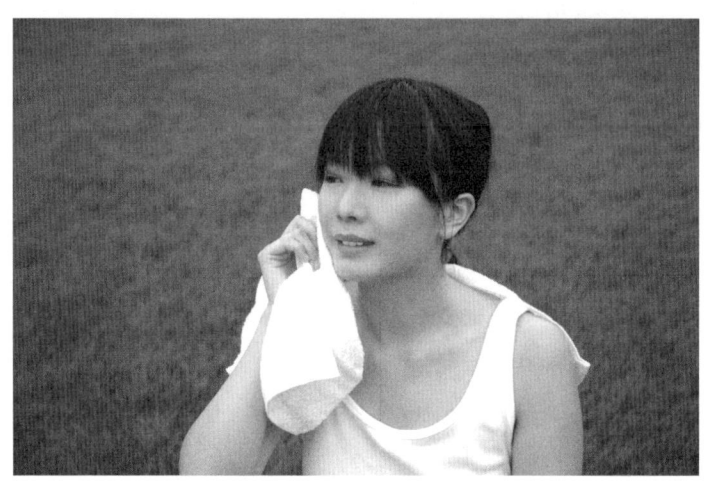

도 한다.

　조열이 발생하는 횟수와 정도, 그리고 조열이 지속되는 시간은 사람마다 다르다. 어떤 사람은 간혹 조열을 느끼기도 하고, 시간도 매우 짧다. 하지만 어떤 사람은 오후나 저녁, 혹은 새벽마다 10~15분씩 조열을 겪기도 한다. 예를 들어, 운동 후나 식사 후, 혹은 옷이나 이불을 입고 덮은 지 오래 되었을 때처럼 몸에 열이 많아질 때 조열은 쉽게 발생한다. 조열 증상은 여름에 더 많이 나타나며 견디기 어렵다.

　그래서 몸의 열을 낮추기 위해 음식에 얼음을 넣어 먹거나, 가을이 되도록 에어컨을 켜놓고 생활하는 사람도 있다. 조열증은 70%가 2년 내에, 25%가 2년에서 5년 사이에 사라진다.

약물로 조열증을 치료할 수는 있지만, 불면증, 메스꺼움, 두통 등의 부작용이 나타날 수 있기 때문에 효과가 꼭 좋다고 말할 수만은 없다. 연구자들은 약물을 대체할 치료법을 찾고자 이완 운동, 침, 최면술, 정좌, 스트레스 낮추기, 호흡 등 여러 가지 방법을 병행해 테스트했고, 그 결과 어느 정도 효과가 있음을 증명해냈다. 그러나 워낙 복잡한 방법이라 실제 치료에 적용하기에는 어려움이 있었기 때문에, 한 번에 한 가지씩 진행하는 시도를 해보았다. 결과적으로 규칙적인 횡격막호흡이 자율신경의 반응을 떨어뜨리고 중앙교감신경을 활성화시켜, 조열의 발생 빈도와 그 정도를 효과적으로 통제할 수 있는 것으로 확인되었다.

느린 호흡으로 조열 횟수 52% 감소하다.

규칙적인 호흡은 조열의 발생 빈도와 증상을 줄일 수 있다. '이완 운동과 병행한 규칙적 호흡 치료'와 '알파파 생체자기제어'가 각각 조열 치료에 어떤 영향을 미치는가를 비교한 연구가 있다. 여기에서 규칙적인 호흡이란 기계에서 나오는 소리나 신호의 속도에 맞춰 숨을 쉬는 것을 말하며, 그때 호흡의 빈도는 1분당 6회로 설정했다. 알파파 주파수는 눈을 감았을 때 긴장이 해소되고 근육이 이완되는 지표를 말한다. 또한 생체자기제어는 실험을 할 때 지원자가 이 지표의 높고 낮음을 스스로 인지하여 육체가 이완되는 정도를 본인이 제어하는 것을 말한다. 결과적으로 이완 운동과 호흡 치료를 병행한 것이 조열 발생 빈도와 그 정도를 더 완화시키는 것으로 나타났다.

그 다음 연구에서는 호흡과 이완운동을 분리시켜, 둘 중 어느 것이 조열 개선에 효과적인지 검증하고자 했다. 동시에 나머지 한 그룹은 알파파 생체자기제어를 진행했다.

그 결과 호흡 훈련을 한 그룹에서만 증상이 개선됨으로써 최종적으로는 호흡 훈련이 조열 개선에 가장 효과적인 것으로 증명되었다.

또 다른 실험에서는 횡격막호흡을 1분에 6회씩, 15분 동안 진행하고, 이 호흡을 하루 두 번 연습하도록 했다. 9주 후, 횡격막호흡을 한 사람들의 조열 발생 빈도는 52% 감소한 것으로 나타났다. 횡격막호흡을 하루 한 번만 연습한 사람의 경우도 42%나 감소했다.

분석에 따르면 느린 호흡 리듬이 교감신경의 활동을 줄여 조열 발생률을 낮춘 것으로 파악되었다. 그리고 이 실험에서 확실히 밝혀진 사실은 일반 운동만으로는 조열 증상을 개선시킬 수 없다는 것이다. 따라서 갱년기를 겪고 있는 중년 여성의 경우, 매일 횡격막호흡을 연습한다면 조열뿐만 아니라 조열로 인해 동반되는 정서적 불안까지 극복할 수 있다.

참고 자료

1. Sood R, Sood A, Wolf SL, et al. *Paced breathing compared with usual breathing for hot flashes*. Menopause 2013, 20(2): 179-84.
2. Bums DS, Drews MR, Carpenter JS. *Description of an audio-based paced respiration intervention for vasomotor symptoms*. Music Med 2013; Jan 1; 5(1):8-14.

Chapter 11

어린이의 배뇨 기능을 향상시키는 호흡법

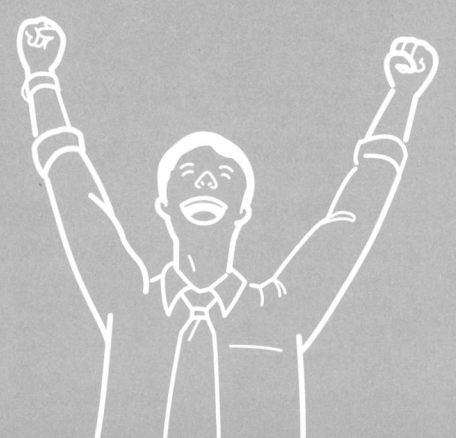

Chapter 11
어린이의 배뇨 기능을 향상시키는 호흡법

아동의 배뇨장애는 호흡과 관련이 있다. 믿기 어려울 수 있겠지만, 사실 호흡은 배뇨에 큰 영향을 미친다. 최근의 연구에 따르면, 횡격막호흡 단련과 골반 근육 단련은 아동의 배뇨 기능을 향상시키는 데 효과적인 것으로 나타났다.

배뇨 기능 저하로 인한 감염 노출 위험 증가

배뇨 장애는 방광에 있는 소변을 깨끗하게 배출해내지 못하는 질병을 말한다. 소변을 배출하기까지 상당 시간이 걸린다거나, 소변이 약하게 나오고, 빈뇨, 소변 지림, 요실금, 야뇨증, 요도감염 등의 증상이 함께 나타난다. 아동의 경우 배뇨 장애와 변비를 함께 앓고 있는 경우가 많다.

이 문제를 조금 더 자세히 다루기 위해 우선 배뇨 과정에 대해 알아보자. 방광을 몸 안에 있는 물풍선이라고 생각하면 이해하기가 쉽다. 방광 아래로는 요도라는 소변길이 있는데, 이는 풍선의 입구와 비슷하다. 그리고 요도 주변의 괄약근이 요도를 여닫는 역할을 하는데, 이는 물풍선 입구를 막고 있는 손가락이라고 볼 수 있다. 소변이 나오는 것은 방광의 근육(배뇨근)이 수축되고 요도의 괄약근이 이완되면서 배출되는 것인데, 이는 물풍선의 입구를 막고 있던 손가락의 힘을 약하게 하여 물을 풍선 입구로 빼내는 것과 같다.

문제는 배뇨근이 수축되었음에도 요도 괄약근이 이완되지 않고, 오히려 수축 상태로 머물러 있어 소변이 배출되지 못하거나 배출되더라도 극히 적은 양만 나올 때 발생한다. 이 또한 물풍선으로 비교하여 쉽게 이해할 수 있다. 물풍선에 압력을 가하고 있는 상태에서 풍선 입구까지 막아버리면 풍선 안의 물이 빠져나갈 구멍이 없어 조금씩 새는 것과 같다. 그렇게 되면 소변을 본 후에도 여전히 방광에 소변이 남아 있다. 하지만 소변이 방광에 오래 있으면 세균이 번식하기 쉬워 요도 감염 위험이 높아지므로, 어린이의 경우 소변을 자주 보는 것이 좋다. 그러나 정작 아이들은 소변이 마려울 때 다리를 꼬거나 쭈그려 앉아 소변이 새나가지 않게 한다.

골반 근육 단련을 통한 배뇨 기능 향상

정상적인 아이에게 다뇨증이 있다면, 그 원인은 다음의 세 가지 중 하나이다. 첫째, 소변이 나오는 양이 적거나, 둘째, 방광과 요도괄약근이 동시에 수축되는 일이 잦거나, 셋째, 방광의 크기가 작기 때문이다. 배뇨하는 횟수를 줄이기 위해 화장실에 자주 가는 것을 거부하는 아이들이 있는데, 이는 소변을 방광에 더 오래 축적되게 만들어 방광의 압력만을 높인다. 그리고 결국 방광과 신장을 손상시킨다.

이와 반대로 방광이 비교적 큰 아이들은 정상적인 양보다 더 많은 소변을 저장할 수 있다. 보통 방광이 꽉 차면, 방광의 정보가 뇌로 전달되어 화장실에 가라고 신호를 보낸다.

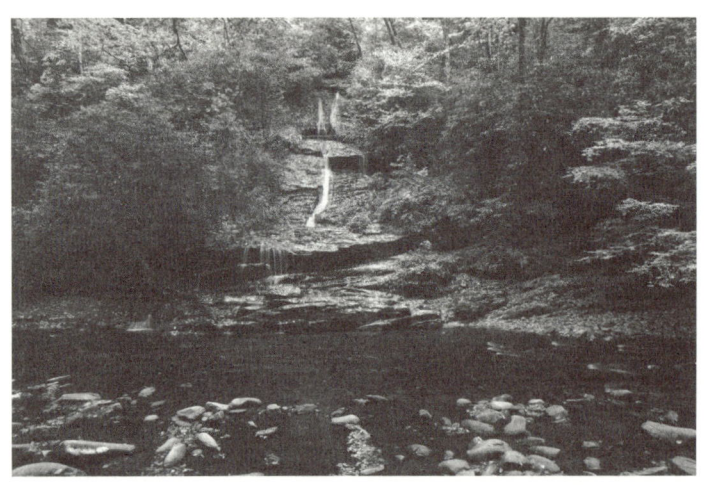

그런데 뇌의 신호를 오랫동안 무시하면, 방광의 근육이 점차 늘어져 방광은 어쩔 수 없이 오줌을 내보내려고 한다.

아이들은 이렇게 더 이상 참지 못할 때가 돼서야 화장실로 달려간다. 때로는 너무 늦어버려 바지에 오줌을 싸기도 한다. 아이들은 이 때문에 습관적으로 요도괄약근을 수축시킨다.

어떤 아이들은 소변을 볼 때 괄약근을 이완시키는 방법을 몰라 악순환을 반복하기도 한다. 배뇨근과 괄약근이 동시에 수축되면 방광 안의 압력이 높아지는데, 이 상태로 시간이 지나면 방광의 근육이 점차 두꺼워지고 본인도 모르는 사이에 스스로 수축하기도 한다. 그렇게 되면 빈뇨증이나 급뇨증이 발생한다. 경우에 따라서는 방광 안의 높아진 압력으로 인해 소변이 요관을 타고 신장으로 들어가기도 한다. 또한 소변이 완전히 배출되지 못해 남아 있거나 빈뇨로 인해 바지가 젖으면 요도 감염의 위험이 커진다.

현재 시행되는 배뇨 장애 치료법으로는 주로 골반 근육 단련과 약물 치료 및 수술 치료가 있다. 최근의 연구에 따르면 골반 근육은 복근과 횡격막과 관련이 있는 것으로 나타났다. 횡격막으로 숨을 마실 때 복부와 골반 근육이 늘어나면서 근육은 이심적 수축을 한다. 그리고 숨을 뱉을 때, 골반 근육과 복부근육은 원심적 수축을 한다. 이처럼 횡격막호흡은 골반 근육을 운동시킴으로써 요도의 개폐 기능을 향상시키는 효과가 있다.

골반 근육을 단련하는 호흡법

43명의 어린이를 대상으로 한 연구에 따르면 횡격막호흡이 요도 장애 치료에 효과가 있는 것으로 나타났다. 하복부 근육을 이완시키는 것을 목적으로, 물리치료사가 환자들에게 횡격막으로 호흡하는 법을 알려주었다.

연구자는 어린이들을 여러 그룹으로 나누고, 아이의 부모에게 모든 과정을 함께 배울 것을 요청했다. 호흡 운동은 누운 자세와 앉은 자세로 나누어 진행되었다. 아이가 누웠을 때, 아이 다리 밑에 베개를 하나 넣고, 손은 배에 올려놓는다. 아이가 코로 숨을 마셔 배가 올라오면, 몇 초 멈춘 뒤 입을 벌려 숨을 내뱉도록 한다. 옆으로 누웠을 때와 앉아 있을 때에도 위와 동일한 호흡 운동을 진행한다. 숨을 마실 때에는 아이가 스스로 배가 볼록 나오는 것을 의식해야 한다. 또한 아이가 소변을 볼 때도 이 동작을 하도록 한다.

아이들에게 횡격막호흡 훈련을 시킨 다음, 자신의 골반 근육이 어디에 있는지를 알려 주었다. 물리치료사는 아이들에게 회음부를 만져보게 하여, 소변을 볼 때 수축하고 이완되는 곳임을 알려주었다. 그리고 아이들의 손을 회음부와 하복부에 대어 근육들을 느껴보게 했다. 아이가 스스로 골반 근육을 제어할 수 있을 정도가 되자, 물리치료사는 골반 근육 단련법을 가르쳤다. 3초간 강력하게 수축시키고 3초간 이완시키는 동작을 하루에 30번 반복하게 했다. 그리고 물리치료사는 한 달에 한 번 아이들을 만났다.

1년간 치료한 후 아이들의 증상을 보니 크게 개선되었다. 치료 전에는 24명의 아이 모두가 요실금을 겪고 있었으나, 치료 후 20명은 증상이 깔끔하게 사라졌다. 나머지 3명은 개선 중이었으며, 1명만 아무런 변화가 없었다.

그리고 치료 전에는 야뇨증인 아이가 21명이었지만, 1년 후 14명은 야뇨증에서 완전히 해방되었고, 4명에게서는 뚜렷한 개선이 보였다. 또한 낮과 밤에 오줌이 새는 현상도 급격히 줄었다.

요도 감염을 앓던 아이 19명 중 13명이 완치되었으며, 변비로 고생하던 15명도 모두 정상으로 회복되었다. 결과적으로 요실금, 야뇨증, 요도 감염, 변비의 완치율은 각각 83%, 66%, 68%, 100%에 달했다.

이 연구를 통해 알 수 있듯이, 횡격막호흡과 골반 근육 단련은 아동의 배뇨 장애를 개선하는 데 효과가 뛰어나다. 골반 근육이 긴장한 상태로 있으면 빈뇨증이나 변비에 걸리기 쉽고, 통증이 유발될 수도 있다. 골반 근육에 문제가 있는 사람은 보통 하복부 근육도 함께 긴장하고 있다. 그러나 횡격막 호흡을 단련하면 효과적으로 하복부와 골반 근육을 이완시킬 수 있다. 또한 복부를 팽창하게 하여 요도에 가해지는 압력을 줄여서, 소변과 대변이 원활하게 배출되도록 돕는다. 골반 근육의 단련은 아이가 스스로 골반 근육을 어떻게 수축시키고 이완시키는지에 초점을 맞췄다.

배뇨 장애가 있는 아이가 기존의 치료법을 거부한다면 횡격막호흡법을 배우고 골반 근육을 이완하는 훈련을 하여 증상을 개선시킬 수 있다. 숨을 마실 때는 복부를 수축시키는 역방향호흡을 하지 않도록 주의해야 한다.

참고 자료

1. Zivkovic V, Lazovic M et al. *Diaphragmatic breathing exercises and pelvic floor retraining in children with dysfunctional voiding.* Eur J Phys Rehabil Med 2012; 48:413-21.

Chapter **12**

호흡
자가진단법

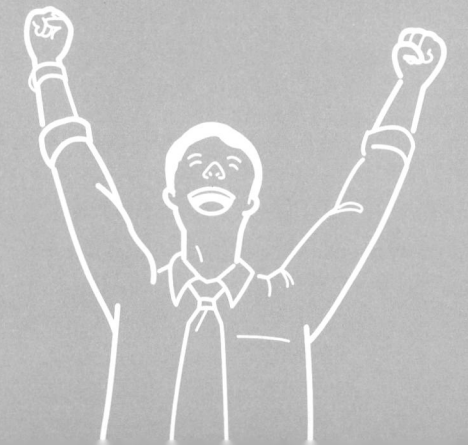

Chapter 12
호흡 자가진단법

잘못된 호흡으로 인해 발생하는 증상은 매우 다양하며, 또 여러 증상이 복합적으로 나타나기도 한다. 보통 환자들은 영상 검사나 화학 검사를 통해 원인을 밝혀내려고 하지만 그 문제들은 호흡으로부터 비롯된 것이기 때문에, 검사를 하더라도 특별한 성과를 얻어내긴 힘들다. 아래 내용은 시(施) 씨의 경험담이다.

"저는 매사에 걱정이 많은 편입니다. 제 병에 대해서도 원인을 알아야 직성이 풀리는 성격이었기 때문에, 저는 언제나 병원을 찾아가 원인을 밝히고자 했습니다. 병이 생긴 후에는 혹시 뇌종양이나 다발성경화증, 심장병, 위암 같은 게 아닌지 의심했지요. 혈액검사, 심전도, 뇌 CT 등 다양한 검사를 했으나, 검사 결과는 항상 정상이었습니다. 가족들과 환자들, 심지어 친

구들까지 제가 이유 없이 앓는 소리를 하는 것이라고 생각했고, 건강염려증인가 했습니다. 그러나 저는 항상 몸에 불편함을 느꼈습니다.

제 증상들이 호흡과 관련된 것이라고는 정말이지 상상하지 못했습니다. 아무것도 모른 채 몸 상태가 점점 나빠지니 정말 미칠 지경이었죠. 그 모든 증상이 잘못된 호흡법 때문에 생겼다는 것을 알기 전까지 말입니다."

사실 이러한 사례는 흔하다. 많은 환자들이 시 씨와 비슷한 경험을 한다. 그러나 우리는 몸이 아파도 자기 상태를 점검하지 않고, 몸의 증상이 호흡과 관련된 것이라고는 짐작도 하지 못한다. 오히려 의사들의 말을 더 귀담아 듣고 정밀 검사를 하게 된다. 아무 이상이 없다는 결과를 확인하고 나서야 다른 방법을 찾아본다. 한번쯤 잘못된 호흡 때문이 아닐까 하는 생각이 언뜻 스칠 뿐이다.

당신은 흉식호흡을 하는가, 복식호흡을 하는가?

잘못된 호흡이란 주로 흉식호흡과 빠른 호흡을 말한다.

현재로선 호흡을 검사할 객관적인 검사 방법이 없다. 그저 촉감이나 시각에 의존할 뿐이다.

본인이 흉식호흡을 하는지 복식호흡을 하는지는 간단한 방법으로 확인할 수 있다. 우선 침대에 누워 한 손을 가슴에 대고, 다른 한 손은 배 위에 올려놓는다. 그리고 평소대로 숨을 쉰다. 숨을 들이마실 때 복부보다 흉부가 더 팽창하면 흉식호흡을 하고 있는 것이다. 만약 흉부가 팽창한 상태에서 복부가 수축하기까지 한다면 이는 완벽한 역방향 호흡이다. 역방향호흡을 하고 있다면 문제가 매우 심각하다. 올라오지 않아야 할 흉부가 올라오고, 올라와야 할 복부가 오히려 움푹 들어가 있으니, 이상적인 호흡과 완전히 반대되는 호흡인 것이다.

과호흡은 흉부 통증과 어지럼증을 유발한다.

호흡이 빠른지를 검사하는 것은 어려운 일이 아니다. 특히 급성 과호흡은 금방 알아볼 수 있다. 급성 과호흡 환자의 호흡은 매우 빨라, 혈액 내의 이산화탄소 수치를 떨어뜨리기 때문에 공황장애와 비슷한 증상이 나타난다. 병이 있다는 것을 인지하지 못했다면 벌써 응급실에 가 있을 상황이다.

과호흡이 만성이 되어 온 경우에는 증상의 원인을 찾기가 더욱 어렵다. 증상에 따라 여러 의사를 찾아다니기 때문이다. 머리에 어지럼증이 있으면 가정의학과에 찾아가 혈액검사와 머리 엑스선 촬영을 한다. 기천이나 심계항진, 혹은 가슴이 답답하면 심장의학과를 찾아가 심전도 검사를 받고 MRI를 찍는다. 시력 감퇴 증상이 있으면 또 안과를 찾아가 눈과 뇌 검사를 받는다. 손이나 입에 마비가 오면 뇌 전문 의사를 찾아가 뇌 검사를 한다. 이처럼 증상이 다양하기 때문에 하나로 만족할 수 없다.

만일 여러 곳에서 검사를 해보았으나 이상이 없었다면, 만성 과호흡을 앓고 있는 것은 아닌지 의심해볼 필요가 있다. 1분당 호흡하는 횟수를 세세하게 따져보아, 만일 1분에 15회가 넘는다면 그동안의 통증이 급한 호흡에서 비롯된 것일 가능성이 매우 크다. 그리고 이산화탄소 수치가 낮아졌는지를 이산화탄소 검측기로 검사해보면 본인이 만성 과호흡을 앓고 있는지를 확실히 알 수 있다.

네이메헨 설문지(Nijmegen Questionnaire)로도 본인의 호흡이 정상인지 확인할 수 있다. 이것은 과호흡 수치를 파악하기 위한 설문지이기 때문에 정확한 진단을 내리기에는 적합하지 않지만 본인이 평소 과호흡을 하는지에 대한 지표는 충분히 제시해줄 수 있다.

아래의 표가 바로 "네이메헨 설문지"이다. 이 설문지는 잘못된 호흡을 했을 때 나타나는 표면적인 증상을 나열하고 있다. 잘 생각해보고 당신이 겪는 증상과 발생 빈도에 해당하는 점수에 동그라미를 쳐 보라.

증상	전혀 아니다	가끔 그렇다	보통	자주 그렇다	항상 그렇다
흉부 통증	0	1	2	3	4
흐릿한 시력	0	1	2	3	4
어지럼증	0	1	2	3	4
정신 혼란	0	1	2	3	4
급하거나 깊은 호흡	0	1	2	3	4
기천	0	1	2	3	4
가슴이 답답함	0	1	2	3	4
위 팽창	0	1	2	3	4
손가락과 손 마비	0	1	2	3	4

숨을 깊게 못 쉼	0	1	2	3	4
손가락과 손 경련	0	1	2	3	4
입 주변 경련	0	1	2	3	4
손과 발이 차가움	0	1	2	3	4
심계항진	0	1	2	3	4
불안장애	0	1	2	3	4
총점					

총점이 20점 이상이면 아주 심한 과호흡이고, 10~20점 사이라면 약간의 과호흡이며, 10점 이하면 호흡에 큰 문제가 없다. 하지만 이 중 어느 한 가지라도 해당된다면 스스로의 호흡을 검사해볼 필요가 있다.

환자가 과호흡인지 알아보기 위해서는 우선 환자에게 약간의 운동을 시킨 뒤, 이산화탄소 측정기에 숨을 뱉게 하여 이산화탄소 수치를 확인해야 한다. 가장 확실한 방법은 동맥의 이산화탄소 수치를 확인하는 것이지만 병원에서만 검사할 수 있다는 한계가 있다.

Chapter **13**

횡격막을 이용해 숨 쉬는 습관 기르기

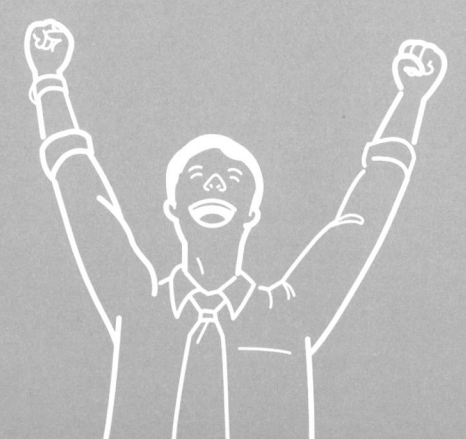

Chapter 13
횡격막을 이용해 숨 쉬는 습관 기르기

세상에는 매우 다양한 숨쉬기 방법이 있지만 횡격막호흡은 그중 가장 자연스럽고 가장 편안한 호흡이다. 또한 건강을 위해서도 매우 중요한 호흡법이다. 정확한 호흡을 연습함과 동시에 횡격막의 힘을 길러야 횡격막호흡의 기능을 100% 실현할 수 있다. 횡격막호흡을 연습할 때는 호흡의 자세와 방법 그리고 호흡의 깊이와 횟수를 항상 마음속에 생각하고 있어야 한다. 호흡 방법을 모두 익힌 후, 그동안 쌓인 호흡 습관을 개선하며 횡격막 근육까지 단련한다면 더욱 건강한 삶을 살 수 있을 것이다.

정확한 호흡을 위한 첫걸음: 허리 바로 세우기

횡격막을 단련하려면, 먼저 본인의 자세가 올바른지 알아야 한다. 허리를 구부리는 습관이 있는 사람은 숨을 마시더라도 횡격막과 골반 근육이 평행을 이루지 못하기 때문에 횡격막이 내려가는 데 한계가 있고, 또 복압이 적기 때문에 호흡 단련의 효과가 없다.

횡격막호흡을 연습할 때는 횡격막과 골반 근육이 평행을 이루게 해야 한다. 일반적으로 허리를 바로 세웠을 때, 즉 허리 구부림이 없고, 약간의 굴곡만 있을 때, 횡격막과 골반 근육은 평행 상태가 된다. 이때 횡격막으로 숨을 마시면 횡격막이 내려가면서 복압이 증가하고 골반 근육과 복부 근육이 함께 늘어나면서 이심적 수축을 한다. 이 이심적 수축으로 근육들이 단련된다.

누운 자세로 느린 호흡 연습하기

태어난 지 4개월을 넘긴 아기는 대(大)자로 누워 다리나 무릎을 구부리는 동작을 한다. 그리고 그 각도는 90도를 넘어 아기 스스로 발이나 무릎을 만질 수 있을 정도가 된다. 이 자세는 골반 근육과 횡격막이 평행이 되게 해 준다. 이때 횡격막이 팽창하여 복압이 높아지면, 아기는 이 힘을 사용해 몸을 뒤집고 기어갈 준비를 한다. 이처럼 횡격막호흡 단련을 시작하기 위해 가장 이상적인 방법은 바로 눕는 것이다. 그리고 허리와 무릎이 90도가 되게 만드는 것이 좋다. 이 자세를 만들기 쉽도록 높이가 낮은 의자에 종아리를 올리고, 양손은 배 위에 올려놓는다. 그리고 얇은 베개를 베고 호흡을 연습한다. 호흡을 할 때, 가슴이 올라오지 않도록 주의한다. 숨을 마실 때에도 천천히 그리고 힘을 주지 않고 숨을 마시도록 한다. 숨을 다 마신 후에는 잠시 숨을 멈추고는, 사타구니에 압력을 가해 사타구니를 팽창시킨다. (그림 13.1)

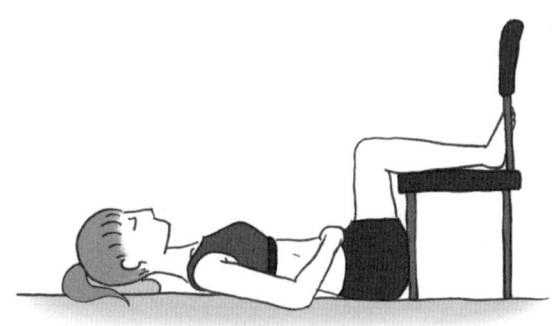

그림 13.1
호흡을 단련할 때는 의자를 이용하는 것이 좋다.
우선 바닥에 누운 뒤 종아리를 의자위에 올려놓는다.
종아리와 허벅지가 90도가 되게 하면 횡격막과 골반 근육도
평행을 이루게 된다.

복압이 일정수준 높아졌다면 두 다리를 의자에서 떼어도 된다. 이때 목 근육을 쓰지 않도록 주의한다. 의자를 사용하지 않고 계속 단련해도 좋으나, 만일 목에 힘이 들어가는 것이 느껴진다면, 두 다리를 다시 의자에 올려놓고 연습하는 게 좋다. 다리를 90도로 들어도 목에 힘이 들어가지 않을 때까지 의자에서 연습한다.

횡격막 하강을 돕는 기마 자세

앉은 채로 훈련하는 것도 비교적 쉬운 방법이다. 앉은 상태에서도 횡격막과 골반 근육은 평행이 되기 때문이다. 하지만 서서 호흡을 연습한다면, 먼저 정확한 자세를 잡는 것이 매우 중요하다. 우선 골반을 뒤로 빼고 척추가 자연스러운 곡선을 이루게 한다. 그리고 말을 타는 것과 같이 서서히 엉덩이를 뒤로 빼서 무릎과 90도가 되게 하며, 동시에 등은 곧게 편다. 허리를 앞으로 당겨 허리 굴곡이 커졌다면 양 다리를 더 굽혀 횡격막이 효과적으로 내려가게 한다. 횡격막이 내려갈수록 복압이 높아져 단련 효과가 크기 때문이다. 또한 무릎을 굽힐 때, 무릎의 위치가 앞 발가락보다 앞으로 나가지 않게 한다. 만일 발가락보다 더 앞으로 나가게 되면 무릎 관절에 부담이 될 수 있다. (그림 13.2) 눈치 챈 분들이 있는지 모르지만,

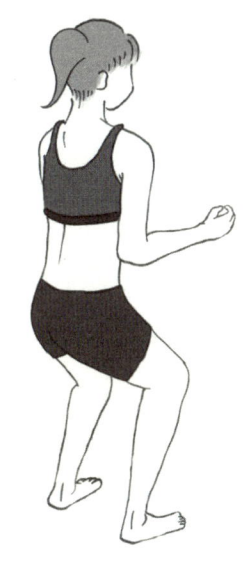

그림 13.2
서서 횡격막호흡을 연습할 때는 기마 자세를 취한다. 그리고 허리를 구부리지 않고 꼿꼿하게 세울 수 있도록 노력한다.

호흡 연습을 위한 준비 자세는 모두 4개월 정도 된 아기의 자세와 매우 비슷한 모양이다.

횡격막 운동을 방해하는 자세: 비스듬히 기대 앉거나 일자로 눕기

베개에 기대어 반쯤 누운 자세는 횡격막이 충분히 내려가기 힘들기 때문에 호흡 단련 효과가 없다. 또한 두 다리를 쭉 뻗고 누운 자세에서 하는 호흡도 효과가 좋지는 않다. 완전히 누운 상태에서는 허리가 침대에서 조금 떠 있기 때문에 골반 근육이 횡격막과 평행을 이룰 수 없다. 따라서 횡격막이 내려가는 데 한계가 있고, 복압도 적어 골반 근육이 이심적 수축을 하기 어렵게 된다.

선 자세에서 호흡을 연습할 때 등에 배한이 있거나 허리를 너무 앞으로 빼면 이때에도 횡격막호흡 연습의 효과는 좋지 않다. 앉은 자세에서도 배한이 있으면 몸통이 꼿꼿하게 서지 않은 상태이기 때문에, 횡격막이 충분히 내려가지 못해 횡격막을 단련하기 힘들게 된다.

횡격막호흡을 연습하기에 가장 이상적인 자세는 바로 누워서 다리를 굽힌 자세, 앉은 자세, 그리고 기마 자세이다.

모두 일상에서 취할 수 있는 자세들이다. 가능하면 걸을 때에도 호흡을 의식하며 걸어야 한다. 어떤 선사는 "언제든지 호흡을 의식하며 살아야 한다."고 강조했다. 그래서 우리는 걸을 때에도, 휴대전화로 메시지를 보낼 때에도, 심지어 컴퓨터 작업을 할 때에도 호흡에 신경을 써야 한다. 균일하고 느리며 부드러운 횡격막호흡은 우리의 심신 안정에 도움을 주며, 몸을 이완시켜 평화와 안정을 가져온다.

입으로 숨쉬기와 배한 절대 금지

횡격막호흡을 훈련할 때는 반드시 입이 아닌 코로 숨을 쉬어야 한다. 입으로 호흡하는 습관은 배한을 유발하기 때문이다. 비강은 따뜻하고 습윤하며 공기를 여과하는 작용을 한다. 그래서 공기가 코를 통과하면 적합한 온도와 습도를 갖추게 되고 깨끗하기 때문에 기관지를 자극할 일이 없다. 그러나 입으로 숨을 들이마시면 차갑고 건조한 공기가 기관지에 들어오기 때문에 기관지를 자극한다. 이로 인해 공기구멍이 더 수축되어 공기 흡입량이 줄어든다.

입으로 숨을 쉬면 기관지가 좁아지기 때문에, 기관을 더 넓히기 위해 무의식중에 고개가 앞으로 숙여진다. 그러나 머리가 앞으로 이동하면 어깨 쪽의 흉쇄유돌근을 자극하게 되고, 흉쇄유돌근의 움직임에 따라 흉곽이 상하로 움직이게 된다. 결국 입으로 호흡을 하면 흉곽이 움직이면서 흉식호흡을 하게 되는 것이다. 횡격막호흡과는 거리가 멀어진다.

따라서 횡격막호흡을 훈련할 때는 코로 숨을 쉬어야 하며, 배한을 방지하기 위해 고개를 앞으로 숙이거나 움츠리지 않도록 한다.

이상적인 호흡 시간 비율 6:4

자주 흉식호흡을 하는 사람은 호흡이 빠르고 또 힘을 주어 호흡하는 습관이 있기 때문에 호흡을 개선하기가 매우 어렵다. 그들에게 횡격막을 사용해 호흡하는 법을 가르치려면 우선 본인 스스로 호흡하는 방식에 대해 인지해야 한다.

횡격막으로 호흡을 하게 되면, 호흡할 때 모두가 편안하고 부드러우며 규칙적인 호흡을 느낄 수 있다.

만일 수련자가 숨을 어디로 마셔야 할지 모르거나, 어떻게 복부 전체를 팽창시켜야 할지를 모른다면, 갈비뼈 아래쪽에 혁대를 둘러메고 숨을 쉬도록 한다. 이 방법은 숨을 마실 때 어느 곳을 팽창시켜야 하는지를 정확하게 아는 데 도움이 된다.

 숨을 마실 때에는 천천히 자연스럽게 마시고, 하부 늑골과 상하 복부, 뒤쪽 허리와 서혜부까지 함께 볼록하게 나오게 해야 한다. 만일 서혜부는 튀어나오지 않았는데 복부만 팽창되었다면 호흡의 효과가 없다. 그리고 호흡을 할 때, 상체를 이완시켜 흉곽을 들어 올리지 않도록 해야 한다. 횡격막이 1mm 더 내려갈 때마다 폐활량은 250~300ml 늘어난다. 따라서 횡격막 근육 단련을 꾸준히 하면 폐활량도 늘릴 수 있다.

 천천히 숨을 마신 후, 잠시 숨을 멈추어 하복부에 더 많은 압력을 가한다. 그리고 천천히 입으로 숨을 뱉어낸다. 일반적으로 숨을 뱉는 시간이 숨을 마시는 시간보다 긴 것이 좋다. 가장 이상적인 비율은 6:4이다.

가장 적당한 호흡 횟수: 1분에 6회

 보통 사람의 호흡 빈도는 분당 12~15회 정도이다. 부테이코 박사는 이 호흡 빈도가 매우 높은 편이라며 더 낮출 것을 강조한다. 연구 결과, 1분에 8회를 넘지 않는 것이 제일 좋은데, 그중에서도 1분에 6회가 가장 적합한 것으로 드러났다.

호흡 리듬은 본인이 편안함을 느끼는 정도가 가장 좋다.

숨을 뱉는 시간은 숨을 마시는 시간보다 길어야 한다. 코를 통해 3~4초 숨을 마시고, 1~2초 정지한 뒤, 약 4초간 천천히 입으로 숨을 뱉는 것이 좋다. 숨을 다 뱉고 난 뒤에도 몇 초간 잠시 멈추고 다시 숨을 마시는 호흡을 진행한다.

호흡 빈도를 줄여야 하는 이유는 과호흡의 위험에서 벗어나기 위함이다. 그래야만 심신의 안정을 찾을 수가 있다. 1분에 6회 이하로 호흡하면 부교감신경을 자극시켜 혈압 및 심혈관 질환과 관련된 증상들을 개선하는 데 도움이 된다는

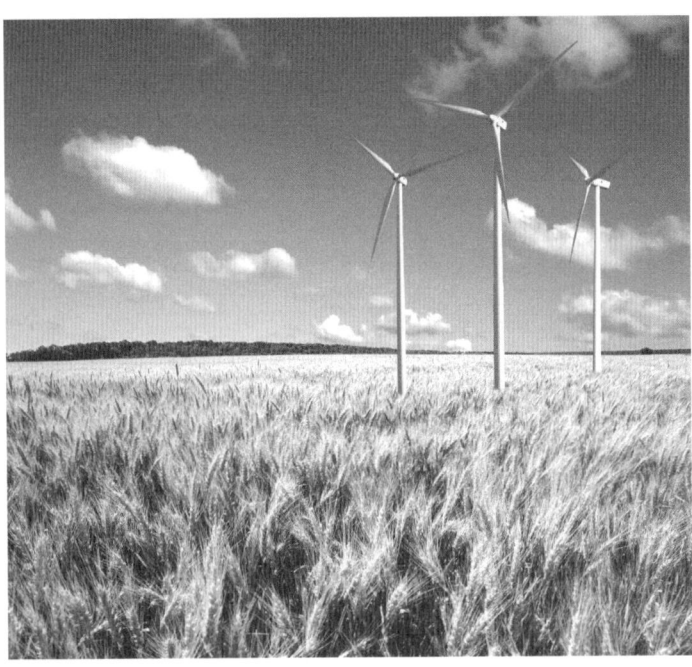

연구 결과가 있다.

꾸준히 연습하면 호흡 빈도를 줄일 수 있다. 호흡법의 한 종류인 구식(龜息) 또는 태식(胎息) 호흡법은 호흡의 빈도를 최대한 줄이는 것이다. 숨을 더 이상 마실 수가 없을 때까지 코로 서서히 숨을 마신 뒤, 바로 내뱉지 않고 참을 수 있을 때까지 참았다가 천천히 숨을 뱉는다. 숨을 마시거나 뱉을 때는 소리가 들리지 않을 때까지 마시고 뱉는 것이 가장 중요하다. 그래서 한 번의 내쉼과 한 번의 들이쉼을 식(息)이라고 표현한다.

호흡 연습을 처음 시작하는 것이라면 1분에 9번 정도만 호흡하라. 그리고 숙련도에 따라 횟수를 줄여나가면 된다.

공기 흡입량을 줄여야 질병을 예방할 수 있다.

일반적으로, 한 번 호흡할 때 우리가 흡입하는 공기의 양은 약 500ml이다. 만일 호흡 빈도가 분당 15회를 넘으면 1분에 흡입하는 공기의 양도 7.5L나 된다. 이는 몸에서 필요로 하는 흡입량보다 70%정도 더 많은 수치로, 호흡량을 밥에 비유하자면, 하루 9끼의 식사를 하는 것과 같다.

정상인의 산소포화도(혈액에 녹아 있는 산소의 비율)는 약 98%

다. 공기를 더 많이 흡입한다고 해서 산소포화도를 늘릴 수 있는 것은 아니다. 오히려 배출되는 공기량이 많아져 혈액 내의 이산화탄소 수치를 낮추기 때문에 혈액이 염기성을 띠게 되고, 그로 인해 각종 질병들이 발생할 수 있다.

따라서 호흡 빈도를 줄이는 것과 동시에, 호흡량도 함께 줄여야 한다. 이것이 바로 호흡이 가늘고 길어야 하는 이유이다. 1회 호흡량을 400ml로 줄이고 1분에 6번 호흡하게 된다면, 1분에 흡입하는 공기의 양은 2.4L가 된다. 그리고 이 호흡을 지속한다면 체내 이산화탄소 수치를 5%로 유지할 수 있다.

처음에는 어지럽고 메스꺼울 수 있다.

호흡 훈련은 조금 어려울 수도 있다. 어떤 사람들은 원래 해왔던 호흡처럼 훈련하자마자 쉽게 적응하지만, 어떤 사람들은 6개월이 지나서야 겨우 적응하기 시작한다. 자주 긴장하고 조급한 성격을 가진 사람들은 호흡 방식을 바꾸기까지 시간이 조금 더 걸리는 편이다.

처음 연습할 때는 횡격막의 떨림을 느끼거나, 어지러움이나 메스꺼움을 느낄 수도 있다. 마음이 답답하고 토할 것 같은 기분이 들기도 하는데, 이는 너무 긴장해서 호흡을 자연스럽게 하지 않고 더 빨리 숨을 쉬려고 하기 때문이다. 연습을 많이 할수록 이런 불편함은 서서히 사라진다.

어떤 사람들은 새로운 호흡법을 1~2분 이상 유지하지 못하기도 하는데, 이는 중요하지 않다. 지속적으로 반복하다보면 개선되기 때문이다. 중요한 것은 인내심을 가지고 꾸준히 연습하고 실행하는 것이다. 횡격막호흡을 하다보면 무의식 중에 잘못된 옛날 호흡 방식이 튀어나올 수도 있지만, 그것도 매우 자연스런 현상이다. 꾸준한 연습으로 충분한 시간이 지나면 몸도 익숙해져 자연스럽게 횡격막호흡을 할 수 있게 된다.

호흡에 늘 주의하고, 언제 어디서나 호흡을 연습하라.

우리는 아마 서로 다른 시간과 환경 속에서 호흡을 연습하고 있을 것이다. 어떤 이들은 잠자기 전 침대에서, 어떤 이들은 차 안에서, 또 어떤 이들은 식사하거나 전화를 받으면서, 혹은 커피를 마시면서 연습하고 있을 것이다.

호흡을 연습하는 것은 언제든지 가능하다. 하루 연습 횟수와 총 연습 시간에 얽매일 필요가 없다. 중요한 것은 정기적으로 꾸준히 연습해 정확한 호흡을 습관으로 바꾸는 것이다.

우리는 늘 호흡 방식에 신경 쓰고 집중해야 한다. 그리고 이 흐름을 일상생활에 적용해야 한다. 운전을 할 때, 미팅에 참여하거나 길을 걸을 때 등 평상시 늘 스스로 호흡을 살펴야 한다. 그러다보면 어느 순간 자연스럽고 편안하게 횡격막 호흡을 하는 자신을 발견하게 될 것이다. 마치 자전거를 탈 때 처음 페달을 한 번 굴리면 그 다음부터는 힘쓸 필요 없이 안정적으로 굴러가는 것처럼 말이다.

호흡법을 익힌 후에는 횡격막을 강화할 것

횡격막을 사용한 호흡법을 마스터했다면 그 다음은 횡격막을 강화해야 한다. 최근 연구에서는 힘없고 얇은 횡격막이 다양한 질병들을 유발한다고 밝혀졌다. 심부전, 고혈압, 만성 폐쇄성 폐질환, 천식, 위산 역류, 만성요통을 앓는 환자들은 호흡 근육이 약하기 때문에 쉽게 피로해진다. 이러한 질병들은 호흡 근육을 강화시키다 보면 효과적으로 개선될 수 있다.

일반적으로 사람들은 근육을 키울 때 웨이트(하중) 트레이닝을 한다. 아령(저항)을 사용해 힘을 기르기도 한다. 마찬가지로 횡격막 근육을 키울 때에도 호흡 단련으로 인한 하중과 저항이 필요하다.

호흡 근육을 기르기 위한 방법으로는 다음과 같은 세 가지가 있다.

- 혈액의 이산화탄소 수치를 정상 수준으로 유지하는 선에서 빠르게 호흡하기.
- 기류 저항 이용하기.
- 문턱 저항 이용하기.

첫 번째 방법은 힘을 주어 빠르게 호흡하는 것이다. 그러나 억지로 호흡하면 이산화탄소 수치가 쉽게 낮아질 수 있기 때문에, 연습할 때 혈액의 이산화탄소 수치를 정상 수준으로 유지하는 것이 중요하다. 이 방법은 특수 의료기기가 필요하기 때문에 집에서 연습하기엔 적합하지 않다.

집에서 하기에 적합한 방법은 기류 저항과 문턱 저항을 이용하는 것이다. 두 가지 모두 호흡 근육을 단련하는 데 도움이 된다. 이때 필요한 기구들은 일반 의료용품점에서 몇만 원이면 구매할 수 있다. 공기 흐름을 저항으로 만드는 의

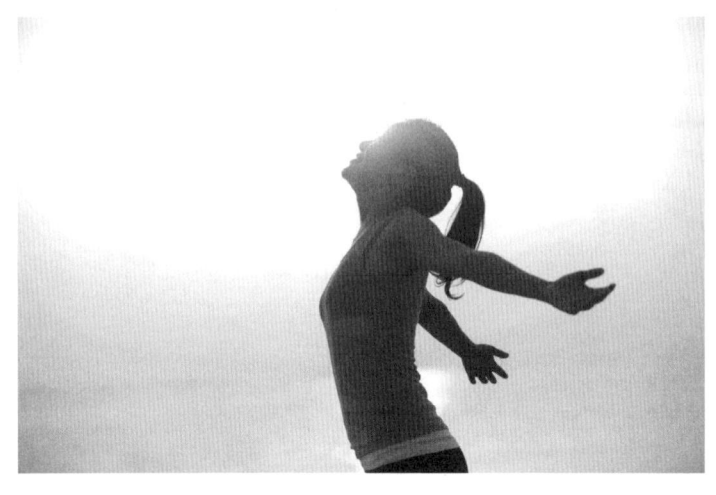

료기기에는 튜브가 달려 있다. 튜브의 개구부를 좁게 설정하면 튜브를 통해 공기를 마실 때 기류의 저항이 커지며, 개구부를 넓게 설정하면 기류의 저항이 작아진다. 이로써 숨을 마시는 근육의 힘과 지구력을 기를 수 있다.

문턱 저항(부하)을 만드는 의료기기에는 공기 흡입 시의 압력에 따라 열리고 닫히는 밸브가 하나 있다. 흡기 시 압력이 밸브의 압력이나 문턱 저항값보다 작으면 밸브가 열리지 않는다. 마치 힘이 부족하면 문을 열지 못하는 것과 같다. 닫혀 있으려고 하는 문의 힘보다 밀어내려고 하는 사람의 힘이 커야 문이 열리는 것이다. 바로 이 밸브의 개폐 압력이 호흡의 힘을 기르기 위한 저항이 된다. 반면 숨을 뱉을 때에는 밸브가 열려 있기 때문에 저항이 생기지 않는다. 위의 세 가지 방법 중 문턱 저항을 이용하는 방법이 가장 많이 쓰인다. 훈련하기도 쉽고 의료기기를 휴대하기 편하기 때문이다.

심부전, 천식, 위산 역류 치료, 3개월이면 충분하다.

먼저, 흡기 훈련을 시작하기 전에 의료기기를 사용해 최대 흡입 압력을 측정하라. 그리고 훈련에 돌입하면 흡입 저항을 흡입 압력의 30~40%로 설정하라. 예를 들어, 당신의 최대 흡입량이 20L라면 훈련 저항은 6~8L가 된다. 익숙하지 않은 사람은 처음 훈련을 하고 하루 이틀 정도 근육에 통증이 있을 수도 있다. 초보자는 하루 1회, 10~15분씩, 1주일에 3번 정도 연습하는 것이 좋다.

조금 적응이 되었다면 연습 횟수를 하루 2번씩, 1주일에 5번으로 늘려보라. 흡입 저항도 늘리는 것이 좋다. 연습할 때에는 혈액의 산소 수치를 항상 신경 쓰도록 하라. 만성 폐쇄성 폐질환 환자는 호흡을 연습할 때 흡입 저항을 크게 느끼기 때문에 호흡 빈도를 줄이기도 하는데, 이 경우 혈액의 산소 수치가 급감하여 불편감을 느낄 수도 있다.

이렇게 호흡 연습을 8주에서 12주 정도 지속하면, 혈압,

심부전, 천식, 만성 폐쇄성 폐질환, 위산 역류 등의 질병을 개선할 수 있다. 장기적인 효과는 현재 연구 중에 있다.

혈압 강하 효과

혈압이 높은 사람은 중풍과 심혈관 질환에 걸릴 위험이 높은데 혈압을 낮추면 이러한 위험에서 벗어날 수 있다. 의사들은 보통 고혈압 환자에게 혈압 약을 처방하고, 빨리 걷기, 자전거 타기 등 유산소 운동을 권한다. 그러나 이런 운동들이 모든 사람에게 적합한 것은 아니다. 특히 장년층이나 노인에게는 잘 맞지 않을 수 있다. 하지만 다행히도 장년층은 호흡 훈련으로 혈압을 낮출 수 있다. 저항 호흡 훈련은 유산소 운동보다 혈압을 낮추는 데 효과적이다. 전신 유산소 운

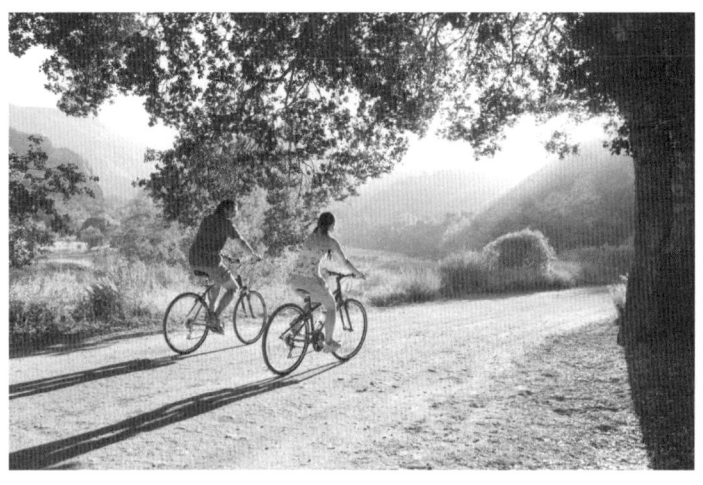

동으로 수축기 혈압과 이완기 혈압을 각각 3.8mmHg, 2.6mmHg 정도 낮출 수 있다면, 복식호흡 단련으로는 각각 13.5mmHg, 7.0mmHg씩 낮출 수 있다. 더욱이 저항 호흡 훈련은 복식호흡보다 혈압 강하 효과가 더 크다. 저항 호흡 훈련을 6주간 진행한 사람의 경우, 수축기 혈압과 이완기 혈압이 각각 18.8mmHg, 8.6mmHg씩 낮아진 것이 확인되었다. 심장 박동수도 9나 줄었다.

횡격막호흡은 주로 부교감신경을 자극시켜 혈압을 개선한다. 그리고 저항 호흡 훈련의 경우 주로 기관지 수용체를 늘려 혈압을 낮춰준다. 기관지 수용체가 늘어나면 미주신경을 통해 뇌간의 호흡센터로 흡기를 억제시키라는 신호가 전달되어 폐가 지나치게 팽창하여 상해를 입는 일이 발생하지 않게 된다. 또한 호흡센터 옆의 심장센터까지 신호가 전달되어, 심장 박동수를 낮추고 혈관 저항을 감소시켜 혈압을 낮춰준다.

심부전 개선

심부전은 심장이 신체 조직에 필요한 만큼의 혈액을 내보내지 못해서 발생하는 질환을 말한다. 쉽게 말하면, 심장이 수축할 때 심장에 압력이 부족해서 혈액이 필요한 곳까지 공급되지 못하는 것이다. 마치 오래된 건물의 고층에 사는 사람들이 약한 수압 때문에 물을 제대로 공급받지 못하는 것과 같다. 심부전은 좌심, 우심 혹은 양쪽 심장 모두에 영향을 줄 수 있다. 그러나 대부분의 심부전은 좌심에서 일어난다. 좌심은 혈액을 온 몸에 퍼뜨리는 역할을 하기 때문에, 심부전으로 인해 혈액 공급이 부족하면 호흡 곤란이나 피로, 운동 능력 저하가 나타나고, 정서적으로도 영향을 받아 삶의 질이 낮아진다.

이때, 호흡 근육에 힘이 없으면 심부전 증상이 악화될 수 있다. 격렬한 운동을 하면 호흡 근육도 격렬하게 수축과 이완을 반복하기 때문에, 횡격막에 힘이 없으면 쉽게 피로를 느낄 수밖에 없다. 근육이 수축할 때 나오는 젖산이 쌓이면 횡격막의 신경을 자극해 교감신경을 활성화시키고, 이로 인해 혈관이 수축되어 혈류량이 감소한다. 이렇게 되면 호흡 근육과 바깥 운동 근육이 서로 한정된 혈액을 가지고 쟁탈전을 벌이는 상황이 발생한다. 마치 서로 다른 회사가 한정된 자원을 두고 다투는 것과 같다. 특히 운동을 할 때는 호흡 근육이 필요로 하는 혈액이 더 많기 때문에, 허벅지나 팔뚝에 있는 혈액을 '몰래' 횡격막으로 가져와 혈액을 충당한다. 그러면 허벅지 근육은 충분한 피를 조달받지 못해 운동량과 걸음 폭이 줄어들게 된다.

저항 호흡 훈련은 이러한 심부전 증상을 개선하는 데 매우 효과적이다. 4주간 하루도 빠짐없이 호흡을 단련하면 횡격막의 두께를 늘릴 수 있으며, 호흡 역량도 늘어난다(약 72%). 그리고 횡격막이 두꺼울수록 호흡 근육의 힘도 커진다. 따라서 호흡 훈련으로 외부 운동 근육의 혈류를 늘릴 수 있으며, 허벅지 근육이 강화되어 보폭이 커져 안정적으로 걸을 수 있다.

피로감도 줄어들어 정신 건강에도 도움이 된다. 호흡 훈련을 6주간 지속하면, 6분간 걸어갈 수 있는 거리가 9% 증가하고, 최대 흡기 압력도 57% 증가하는 것으로 나타났다. 또한 대퇴사두근이 강화되어 몸의 균형이 향상된다. 이는 횡격막 저항 훈련으로 인해 하지까지 전달되는 혈액의 양이 증가했기 때문이다.

천식 발병 위험 감소

천식 환자는 만성 폐쇄성 폐질환 환자와 마찬가지로 폐가 지나치게 팽창되어 있다. 후자가 더 심한 편이지만, 천식 환자는 폐가 팽창되어 있을 뿐만 아니라 기관지까지 수축되어 숨을 뱉을 때에도 저항이 생긴다. 숨으로 배출되어야 하는 공기가 여전히 폐 안에 머물러있기 때문에 폐는 조금씩 더 커지게 된다. 설상가상으로 공기가 채 밖으로 빠져나오기도 전에, 흡입 근육은 숨을 마시려고 근육을 수축시킨다. 이로 인해 폐의 탄성이 낮아져, 배출되어야 하는 숨이 폐 안에 잔류되어 폐를 더욱 부풀어 오르게 한다.

지나치게 팽창된 폐는 흉강 아래에 위치한 횡격막을 더 밑으로 눌러 흉강의 모양을 변형시킨다. 그러면 본래 아치형을 띠고 있던 횡격막이 평평한 모양으로 변한다. 이는 횡격막의 힘과 기능을 강화하는 데 걸림돌이 된다. 정상적인 경우라면 숨을 들이마실 때 아치형의 횡격막이 수축하면서 평평하게 바뀌는데, 횡격막이 수축하기도 전에 이미 평평한 모양을 띠고 있으면 횡격막이 내려가는 폭이 작아져 공기를 흡입하는 양도 줄어들게 된다. 이로 인해 공기가 부족하다고 느끼기 때문에 몸은 더 빨리 더 많은 호흡을 요구하는 것이다.

저항 호흡 훈련은 횡격막을 두껍게 만들어 흡기하는 힘과 지구력을 향상시킨다. 그러면 천식 환자는 호흡 곤란 발생률을 줄일 수 있으며, 약 복용량도 줄일 수 있다.

만성 폐쇄성 폐질환 개선

만성 폐쇄성 폐질환은 매우 흔한 질병이다. 이 질병은 유해한 입자나 가스의 흡입으로 기관지와 기포가 상하게 되고, 이로 인해 기관지염과 폐기종을 발생시키는 질병을 말한다.

유해한 입자가 기관지를 자극하면 점액이 많이 분비된다.

이로 인해 기관지에 염증, 충혈, 부종 등이 발생하고, 만성기관지염으로 이어지기도 한다. 이와 마찬가지로 자극 물체가 기포의 외벽을 손상시키면 작았던 기포들이 연결되어 큰 기포로 변한다. 그러면 기포의 표면 면적이 줄어드는데, 이는 기체가 폐포 표면과 교환하는 능력을 떨어뜨린다. 그리고 숨을 뱉을 때 기포 내의 공기를 모두 뱉어내지 못해, 배출되어야 하는 공기가 폐포 내에 잔류하게 된다. 공기가 다 빠져나가지 못한 폐는 면적이 점차 커져 폐기종을 만들게 된다.

지나치게 팽창된 폐는 횡격막을 밀어내어 본래 아치형이었던 횡격막을 평평하게 만드는데, 그 정도가 천식보다 심하다. 그래서 숨을 마실 때 횡격막이 움직이는 폭이 작아지고, 이로 인해 공기 흡입량도 적어진다. 결국 천식 증상이 쉽게 발생하고, 활동 능력도 약화된다.

이때 전신 운동으로 천식을 개선해, 삶의 질을 향상시키고 활동 능력을 강화시킬 수 있다. 하지만 운동과 호흡 훈련을 병행하는 것은 사실 최적의 치료 방법이 아니다. 그보다는 저항 호흡 훈련이 더 큰 치료 효과를 볼 수 있다. 연구를 통해 그 효과를 테스트해본 결과, 저항 호흡 훈련을 잘 하면 횡격막의 힘도 강화되고 호흡 곤란도 개선되어, 삶의 질까지 향상될 수 있다.

질병 자체로 인해 환자의 호흡 근육이 약해질 수 있기 때문에, 훈련을 할 때 환자는 그 훈련이 본인이 견뎌낼 수 있는 수준인지 스스로 판단해야 한다. 초급자의 경우 1분 정도 몸을 풀고, 저항을 반으로 줄여서 시작할 것을 권한다. 예를 들어, 환자가 훈련할 수 있는 최대 흡입 저항 압력이 40%라면, 워밍업을 한 후 최대 흡입 저항 압력을 20%로 설정하여 훈련을 시작하는 것이다. 또한 연습 시작 전 몸을 푸는 것이 중요하다. 연습 도중 환자는 혈액의 산소포화도를 신경 써야 한다. 흡기 시의 저항이 너무 크면 환자가 쉽게 피로해져 호흡 빈도를 줄일 수 있기 때문이다. 그렇게 되면 혈액의 산소포화도가 94% 이하로 떨어진다. 이를 막기 위해 호흡 연습을 간헐적으로 하는 것도 좋다. 2분간 호흡 연습을 한 뒤 1분 쉬는 식으로 7번 반복하면, 총 연습 시간은 21분이 되지만 저항 호흡 훈련 시간은 14분이 된다. 이렇게 1주일에 3번 이상 연습을 해 보라.

특히 전신 운동을 할 수 없거나, 전신 운동을 한 후에도 효과가 없는 환자는 반드시 저항 호흡 훈련을 해야 한다. 저항 호흡 훈련은 호흡 곤란을 개선하는 데 매우 효과적이며, 운동 기능을 향상시키고 보폭을 넓게 만들어준다. 물론 삶의 질도 향상시킨다.

혈당 개선, 산화 압력 강하

당뇨병은 주변에서 흔히 접할 수 있는 질병 중 하나이다. 일반적으로 탄수화물은 소화를 거쳐 소장에서 포도당으로 분해되어 혈액에 녹아든다. 이를 혈당이라고 하는데, 혈당이 높아지면 췌장에서 인슐린이 분비되고, 인슐린의 분비로 인해 혈액에 있던 포도당이 세포 속으로 들어가 에너지를 생성한다. 그런데 만약 혈당이 높은 채로 계속 유지되면 췌장은 쉴 틈 없이 인슐린을 분비하게 되고, 세포는 이 상황에 적응하여 인슐린에 대해 더 이상 민감하게 반응하지 않게 된다. 이로 인해 포도당은 혈액에 잔류하게 되고, 세포로 들어가기 어려워진다. 췌장은 혈당 때문에 인슐린을 분비하지만, 포도당은 더 이상 세포로 이동하지 않는 악순환이 반복되는 것이다. 그리고 소위 말하는 "인슐린 저항"이 생겨난다. 인슐린 저항이란 혈액 내의 인슐린 수치는 높으나 혈당이 세포로 들어가지 않는 현상을 말한다.

이처럼 혈액에 포도당이 오래 남아있으면 포도당이 산화되면서 혈관경화, 미세혈관 질병 및 정신병 등을 유발한다. 이때 혈당의 산화 정도를 개선할 수만 있다면 당뇨병의 위험도 줄일 수 있다.

혈당의 산화를 늦출 수 있는 것으로는 전신 운동과 요가 등이 있다. 하지만 테니스나 배드민턴처럼 순간의 힘을 요하는 전신 운동은 젊은 사람들에게나 적합한 방법이다. 게다가 요가는 유연성을 요하기 때문에 장년층 환자에겐 어려움이 있다. 연구자들은 장년층에게 적합하면서도 효과적으로 혈당의 산화를 막아주는 운동을 찾는 실험을 했다. 그 결과 횡격막호흡이 혈당의 산화를 늦추는 데 가장 뛰어난 것으로 나타났다. 3개월에 걸쳐 매일 10~15분간 횡격막에 집중해서 호흡하면 말론알데히드(Malonaldehyde)의 수치를 21%나 낮출 수 있다.

말론알데히드는 체내의 유지방이 지나치게 산화될 때 나타나는 산물로, 말론알데히드의 수준이 높다는 것은 체내 산화 압력의 정도가 높다는 것을 의미한다. 반대로 그 수준이 낮으면 체내의 산화 정도가 낮다는 것이다.

또한 횡격막호흡은 글루타티온과 비타민C를 각각 37%, 45%로 높이는 것으로 나타났다. 글루타티온은 체내에서 가장 강력한 항산화제로, 광범위하게 해독 작용을 한다. 따라서 횡격막호흡을 하면 글루타티온의 수치가 증가하기 때문에, 산화 압력을 낮출 수 있다. 저항 호흡 단련 또한 공복과 식사 2시간 후의 혈당을 개선하고, 당화혈색소[1]의 수준을 낮추는 데 효과적인 것으로 나타났다. 횡격막호흡도 당화혈색소를 낮추는데, 이는 횡격막호흡이 긴장을 이완시켜 스트레스 호르몬을 낮추기 때문인 것으로 판단된다.

  당뇨병을 앓고 있는 사람의 경우, 20% 이상이 호흡 근육이 약한 것으로 나타났다. 이는 앓고 있던 병 때문에, 횡격막에 보내진 신호가 제대로 전달되지 않았기 때문으로 분석된다. 이때 저항 호흡 훈련을 하면 호흡 근육의 힘과 지구력이 길러진다. 3개월 동안 지속하면 호흡 근육이 강화되고, 혈당과 인슐린을 낮출 수 있다. 또한 허리 사이즈도 줄일 수 있다. 이는 치료에 있어 매우 중요한 사실이다. 복부비만은 당뇨병과 심장병을 유발할 수 있기 때문에, 허리 사이즈를 줄이면 당뇨와 심장병 발병 위험을 낮출 수 있는 것이다.

---

1 당화혈색소란 쉽게 말해 혈색소에 얼마나 많은 당이 붙어있는지를 나타내는 지표이다. 일반적으로 체내의 혈당 수치는 음식 섭취, 정서 상태, 운동량, 약물 복용 등에 따라 달라지기 때문에 측정이 어렵다. 특정 순간의 혈당 수치로는 환자의 혈당이 잘 관리되고 있는지 판단할 수 없는 것이다. 혈당은 적혈구 내의 혈색소에 붙어 있는데, 보리에서 맥아당을 분리하기 어려운 것처럼, 혈색소에서 혈당을 분리하는 것은 쉽지 않은 일이다. 적혈구가 노화되어 파괴될 때가 되어서야 혈당은 혈액에서 '해방'될 수 있다. 적혈구의 생존 기간은 120일이기 때문에 오늘 측정된 당화혈색소는 사실 지난 3개월간의 혈당 평균이다. 정상인의 경우, 당화 혈색소 값은 4%~6% 정도이지만 당뇨병 환자는 7% 아래로 조절해야 한다. 수치가 높다는 것은 혈당 조절이 불균형하다는 것을 보여주며, 따라서 수치가 높으면 음식 섭취나 운동, 생활 습관 등을 개선해야 한다. 이때 횡격막호흡이 당화혈색소의 수준을 낮출 수 있는 것으로 나타났는데, 이는 횡격막호흡이 긴장을 이완시켜 스트레스 호르몬을 낮추기 때문인 것으로 판단된다.

위산 역류 개선

횡격막으로 호흡하면 위산 역류 증상을 줄일 수 있다. 최근 한 연구에서는 성악을 연습했더니 위산 역류가 줄어든 것이 밝혀졌다. 이는 성악 연습으로 호흡 방식이 흉식호흡에서 횡격막호흡으로 바뀌었기 때문이다. 하지만 이 호흡은 저항과는 관련 없는 일반 호흡일 뿐이다. 저항을 가하지 않은 호흡은 하부식도괄약근의 힘을 기를 수 없다. 따라서 성악 연습만으로는 부족하다.

이때 저항 호흡으로 호흡 근육을 단련하면 횡격막과 하부식도괄약근의 힘을 기를 수 있다. 그리고 위산이 식도로 올라오는 불편함을 없애, 위산이 역류하는 현상을 줄일 수 있다. 때문에 환자들은 호흡 근육을 기르는 의료기기를 사용해 호흡 훈련을 하는 것이 좋다. 물론 호흡으로는 횡격막호흡을 해야 한다.

참고 자료

1. Hegde SV et al, *Diaphragmatic breathing exercise as a therapeutic intervention for control of oxidative stress in type 2 diabetes mellitus*, Complementary Therapies in Clinical Practice 2012; 18:151-153.
2. Hill K et al, *Inspiratory Muscle Training for Patients With Chronic Obstructive Pulmonary Disease: A Practical Guide for Clinicians*, Arch

Phys Med Rehabil 2010;91:1466-70.

3. Montemezzo D et al, *Influence of inspiratory muscle weakness on inspiratory muscle training responses in chronic heart failure patients: A systematic review and meta-analysis*, Archives Physical Medicine and Rehabilitation 2014;95:1398-407.

4. Silva IS et al, *Inspiratory muscle training for asthma(Review)*, The Cochrane Library 2013, Issue 9.

5. Souza MAN et al, *Inspiratory muscle training improves antireflux barrier in GERD patients*, AM J Phusiol Gastrointest Liver Physiol 2013; 305: G862-G867.

Chapter 14

호흡: 척추측만증의 가장 기본적인 치료법

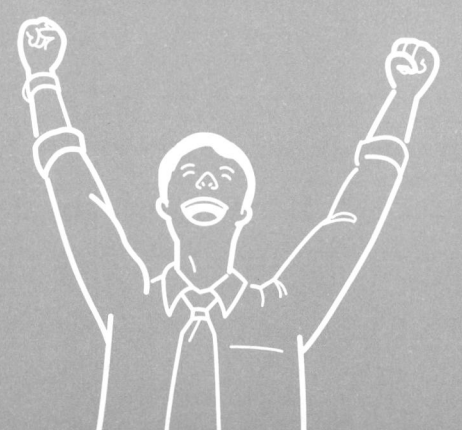

Chapter 14
호흡: 척추측만증의 가장 기본적인 치료법

호흡 방식과 척추측만증 사이에는 직접적인 관계가 없다. 그러나 횡격막 호흡으로 틀어진 척추를 바로세울 수 있다. 이 장에서는 건강한 생활을 위해 호흡이 얼마나 중요한지를 설명하고자 한다.

오늘날 성인의 약 60%가 척추측만증을 앓고 있다.

척추측만증은 청소년기부터 나타나는 증상이다. 청소년의 2~3%가 이 증상을 앓고 있으며 이 수치는 연령대가 올라갈수록 많아져, 65세 이상 인구 중 척추측만증 환자는 60%가 넘는다. 다만 정도에 차이가 있을 뿐이다. 이는 노화와 잘못된 자세가 척추측만증을 유발하고, 또 악화시킨다는 것을 말해준다.

등 뒤에서 보면, 정상인의 척추는 매우 곧다. 척추가 10도 이상 기울어진 상태를 척추측만증이라고 부른다. 척추측만증은 단순히 평면적으로만 뒤틀린 게 아니다. 말하자면 척추의 3면 모두가 기울어지고 구부러져 입체적으로 기형을 띠는 것이다. 그래서 뒤에서 볼 때만 기울어진 게 아니라 옆이나 위에서 봐도 뒤틀려져 있다. 즉, 중심에서 이동한 모양이 나타난다.

척추측만증을 앓고 있는 사람의 몸을 측면에서 보면 흉부와 허리의 선천적인 굴곡이 없어져 있다. 앞으로 튀어나와야 할 흉부가 평평하게 들어가 있고, 들어가 있어야 할 허리도 나와 있다.

또한 정수리에서 허리를 내려다보면 구간이 뒤틀려 있는 것을 확인할 수 있다. 어깨선과 골반선을 일직선으로 연결했을 때 어깨와 골반은 같은 방향으로 이어지는데, 흉부는 이와 다른 방향으로 연결되는 것이다.

호흡은 척추의 활동 방향에 영향을 준다.

호흡은 우리 몸의 매우 자연스러운 활동이다. 우리는 어떻게 숨을 쉬는지 거의 신경을 쓰지 않는다. 당연히 숨이 척추에 미치는 영향에 대해서도 생각해본 적이 없을 것이다. 정상적인 상태라면, 호흡할 때 양쪽의 횡격막이 동시에 하강한다. 등 뒤에서 보면 척추가 곧은 모양새를 하고 있다.

하지만 한쪽 횡격막만 사용하여 호흡한다면 상황이 달라진다. 척추가 한 방향으로 틀어지게 되는 것이다. 예를 들어, 오른쪽 횡격막으로만 호흡한다면 오른쪽 복부와 허리에 전해지는 압력이 왼쪽보다 크기 때문에, 척추가 오른쪽으로 기울게 된다.

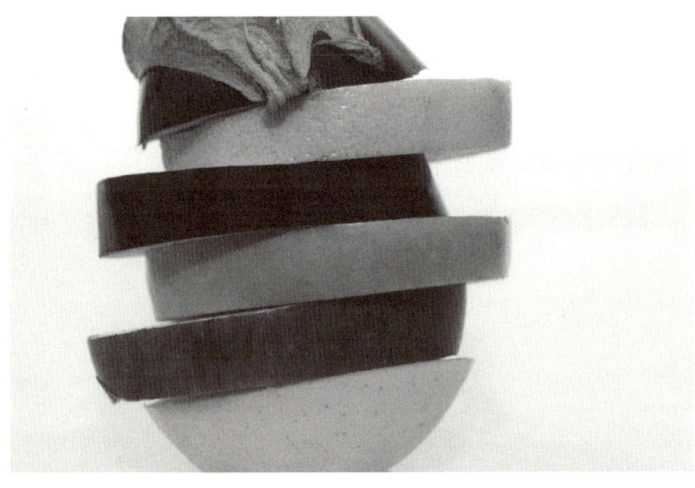

거울 앞에 서서 두 손을 늑골 아래에 댄 뒤, 오른쪽 배와 허리만 부풀려보라. 그러면 몸통이 약간 오른쪽으로 기우는 것을 확인할 수 있을 것이다. 마찬가지로 왼쪽 횡격막으로만 숨을 들이마시면 척추는 왼쪽으로 기울게 된다.

이 간단한 실험만으로도 우리는 호흡이 척추의 움직임뿐만 아니라 척추의 위치에 영향을 준다는 사실을 알 수 있다. 그러면 척추측만을 개선하기 위해 어떻게 숨을 쉬어야 할까?

횡격막호흡으로 척추측만증을 고친다.

조금만 주의를 기울여보면 우리는 척추측만증을 쉽게 알아볼 수 있다. 앞뒤로 들어가고 튀어나온 위치를 선으로 연결해보면 대각선 모양을 띠는 걸 발견하게 된다. 그래서 왼쪽 등이 푹 들어갔다면 오른쪽 흉부가 튀어나올 것이고, 오른쪽 등이 돌출되었다면 그 대각선 방향에 있는 왼쪽 흉부가 움푹 들어가게 된다.

이때 호흡을 이용해 움푹 들어간 부분을 팽창시키면, 함몰 부분을 메울 수 있을 것이다. 그러면 척추도 제자리를 찾게 된다. 뒤쪽으로 푹 들어간 경우에는 후방, 측방, 상향으로 팽창시키고, 앞쪽으로 들어간 경우엔 전방, 측방, 상향으로 팽창시키면 된다.

이때 호흡은 횡격막을 통해 진행해야 하며, 절대 흉식호흡을 하지 않도록 주의해야 한다. 횡격막으로 호흡하면 경추와 흉부의 근력이 길러질 것이다. 그러면 척추의 뒤틀림도 효과적으로 바로잡을 수 있다.

먼저, 숨을 들이마셔 함몰된 부분을 충분히 부풀린 뒤, 잠시 동안 해당 부위를 팽창시킨 상태로 유지한다. 그런 다음 온몸의 근육을 모두 조여 숨을 내뱉는다. 숨을 뱉는 시간이 길수록 효과는 더욱 좋다. 보통 10초가량 뱉는 것이 좋다. 이렇게 숨을 쉬는 이유는 함몰된 부분에 죽어있던 근육을 깨워 해당 근육의 힘과 체적을 기르기 위함이다. 이 부분의 근육을 기르면 틀어진 척추를 바로 세울 수 있는 힘이 생긴다. 제대로 된 효과를 얻고 싶으면 이러한 호흡 훈련을 매일 하여 근육을 길러 보라.

특별한 시간뿐 아니라 일상에서도 꾸준히 훈련해 보라. 분명 척추측만증은 개선될 것이다.

이렇게 횡격막을 부풀리는 치료법을 "슈로스 호흡법"이라고 한다. 90여 년 전 독일의 슈로스(Schroth)라는 치료사가 개발한 호흡법인데, 슈로스는 어려서부터 척추측만증을 앓고 있던 환자였다. 의사가 목발을 짚고 다닐 것을 권했지만, 그녀는 목발이 불편했기 때문에 사용하지 않았다. 결국 의사는 수술을 해야 한다고 말했지만 슈로스는 이마저 거부했다. 그렇다고 그녀가 자신의 병을 소극적으로 대한 것은 아니었다. 척추측만증을 개선하기 위해 그녀는 날마다 거울을 보며 다양한 방법으로 자세를 교정했다. 어느 날 그녀는 척추의 휘어진 곳이 마치 바람 빠진 공과 같다는 생각을 했다. 공기를 불어 넣으면 바람 빠진 공이 부풀어 오르듯이, 척추의 움푹 들어간 곳에도 공기를 채우면 척추측만을 개선할 수 있겠다고 생각했다. 이렇게 해서 그녀는 척추측만 교정 호흡법을 개발하게 되었다.

슈로스는 상업 과목 교사였다. 낮에는 학교에서 수업을 하고, 집에 와서는 운동 치료를 했다. 그러는 동안 그녀의 척추측만은 조금씩 개선되었다. 이 모습을 지켜본 동료는 그

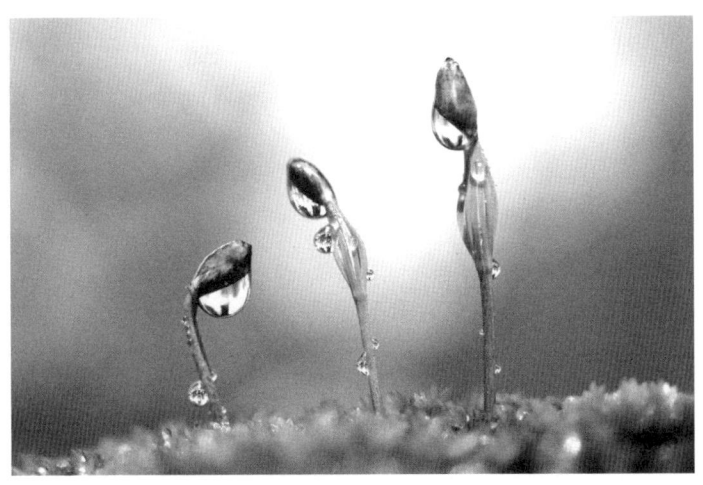

치료법으로 강의를 하면 어떻겠냐고 조언을 했다. 그 후 그녀는 체조 과목을 독파하고, 척추측만증 환자를 치료하러 다니기 시작했다. 그리고 그 치료법을 "슈로스 치료법"이라 명명했다. 현재 슈로스 치료법은 유럽, 특히 독일에서 매우 각광받고 있으며, 척추측만증 치료의 기본으로 여겨지고 있다.

숨을 깊게 쉬면 척추측만증이 심해질 수 있다.

흉부 척추측만증을 앓고 있는 사람은 본인의 폐활량이 작다고 느낀다. 그래서 급하게 또 깊게 호흡하려는 경향이 있다. 하지만 이는 피해야 할 일이다. 깊게 쉬는 숨은 척추측만증을 악화시킬 위험이 크기 때문이다.

흉부 척추측만증이 있는 사람은 함몰된 부분의 폐가 다른 부분보다 얇다. 숨을 마실 때는 양쪽 폐가 동시에 팽창하지만, 그 팽창되는 정도가 서로 다르다.

또한 숨을 뱉을 때는 함몰된 부분의 폐 용량이 작기 때문에 돌출된 부분보다 숨을 더 많이 내뱉게 된다. 결과적으로 돌출된 부분의 폐 용량은 갈수록 커지고, 움푹 패인 부분의 용량은 갈수록 작아져 흉부측만이 심해지게 된다.

척추측만증을 앓고 있는 사람은 아마도 수영이 폐활량에

좋다는 말을 들어봤을 것이다. 수영이 폐활량을 늘릴 수 있는지 의사에게 물어본 경험도 한 번쯤은 있을 것이다. 많은 연구에 따르면 적당량의 운동은 폐 기능을 향상시키고 관절의 유연성을 높여준다. 때문에 척추측만증 환자들도 수영이 본인들의 증상에 적합한 운동이라고 생각한다. 하지만 그렇지 않다. 척추측만증 환자라면 수영 시합만큼은 하지 않아야 한다. 왜냐하면 과도한 훈련이 폐의 호흡량을 늘려서 척추측만에 좋지 않은 영향을 줄 수 있기 때문이다. 다양한 운동을 하는 것은 좋지만, 시합을 준비하는 것 같은 고강도의 연습은 삼가야 한다.

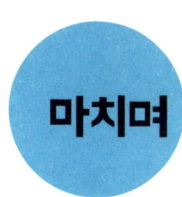

마치며

사람은 식량 없이는 3주, 물 없이는 3일을 살 수 있지만 호흡 없이는 3분도 살지 못한다. 그만큼 호흡은 우리 삶에 매우 중요한 부분이다. 하지만 대부분의 사람들은 본인의 호흡을 소홀히 한다. 호흡 방식 연습에 대해서는 말할 것도 없다.

나는 만성적으로 목이나 허리 통증을 호소하는 사람들이 찾아오면, 그들에게 우선 깊은 호흡을 해보라고 시킨다. 평소 호흡 방식을 알아보기 위해서다. 그럴 때마다 환자들은 항상 이상하다는 반응을 보인다. 호흡과 통증이 무슨 관계가 있느냐는 것이다. 하지만 그런 사람들은 대부분 흉식호흡을 하고 있었다. 목 근육을 수축시키고 흉곽을 들어 올리면서, 호흡을 빠르고 깊게 하고 있었다. 긴장을 풀고, 힘을 쓰지 않고 천천히 하복부로 호흡하도록 요구해도 그 호흡을 해 내지 못했다. 오히려 힘을 더 주고 숨을 들이마셔서 흉곽을 들어 올릴 뿐이었다. 너무도 당연했다. 오랫동안 밥을 빨리 먹는 습관을 갖고 있던 사람이 어느 날 갑자기 천천히 먹는 습관을 기르려고 한다면 무척이나 힘든 것과 같다.

최근 한 연구에서는 휴대전화를 사용할 때 사람의 호흡이 변한다는 것을 발견했다. 휴대전화 메시지를 받게 되면, 사람은 어깨를 수축시키고 숨을 잠시 멈춘다. 그런 뒤 다시 호흡을 빨리 한다. 그리고 메시지를 보낼 때, 호흡 빈도가 다시 증가한다. 이러한 현상은 컴퓨터를 할 때도 동일하게 나타났다.

말을 할 때, 전화 내용을 들을 때, 토론할 때, 주의 깊게 경청할 때, 일상의 모든 사소한 순간마다 우리의 호흡 방식은 변한다. 또한 크게 기뻐하고 크게 슬퍼하는 등 감정의 기복도 호흡 방식에 영향을 준다. 불안, 초조, 분노, 공포 같은 감정은 우리도 모르게 호흡 빈도를 높여버린다. 문제는 이렇게 잘못된 호흡 방식이 어느덧 습관이 된다는 것이다. 그리고 그 습관이 일상이 되어버려 교정하기가 무척 어려워진다.

우리의 호흡은 분명 평상시의 운동 습관과 정서 상태에 따라 결정된다. 중요한 것은 이 올바르지 않은 호흡 습관이 우리의 건강 상태에도 영향을 미친다는 것이다. 잘못된 호흡으로 인해 정서 변화, 심혈관계 기능 혼란, 신경근육 흥분, 소화 불량, 호르몬 분비 등 비정상적인 반응들이 수없이 반복된다.

사실 이 책을 준비하기 전에는, 호흡이 우리의 생리 작용에 미치는 영향에 대해 집중적으로 논하려고 했었다. 그러나 자료를 정리하면서 '호흡 빈도 조절'과 '횡격막호흡'이 신체 건강에 매우 중요하다는 것을 알게 되었다. 천천히 횡격막으로 호흡하는 것은 스트레스를 줄이는 매우 효과적인 방법이다. 그 이완 작용은 긴장을 푸는 운동에서 최상의 효과를 발휘한다. 호흡 방식을 바꾸는 것만으로도 반복적인 통증들에서 벗어날 수 있으며, 생리적인 균형을 되찾을 수 있다. 또한 뇌와 자율신경의 상호 작용을 통해 심리적·정서적인 병을 개선할 수 있으며, 집중력과 수면의 질을 향상시킬 수 있다.

우리는 업무, 가사, 오락, 휴식, 여행, 운동 등 여타의 활동을 할 때 외부 환경과 작업에만 온 신경을 쏟는다. 정작 본인의 호흡은 소홀히 하면서 말이다. 호흡 습관을 개선하려는 노력에 대해서는 말할 것도 없다. 우리는 잘못된 습관을 고치기 위해 노력해야 한다. 목욕할 때, 전화할 때 등 일상생활에서, 또 기분이 좋거나 나쁜 모든 감정 변화의 순간에도 우리는 자신의 호흡에 집중해야 한다. 자신의 호흡이 1분에 15회가 넘는다면 숨 쉬는 횟수를 줄일 필요가 있다. 호흡이 가쁘다면 숨 쉴 때 힘을 조금 빼야 하고, 호흡이 불규칙하다면 규칙적으로 바꾸도록 노력해야 한다. 호흡이 심신 건강에 매우 중요한 역할을 한다는 것을 명심하고, 매일 아침 눈을 뜨는 순간부터 자신의 호흡을 돌봐야 한다.

마지막으로 일행선사의 말을 한 번 더 강조하겠다.

"상념을 제거하고 온 정신을 호흡에 집중하면 과거, 미래, 고민, 불안, 실망이 모두 사라지고 흩어져, 오로지 호흡에 집중하는 시간만 남게 된다. 오직 호흡만을 즐기게 되는 것, 그것이 바로 가장 편안한 상태이다."

현대 의학이 놓치고 있는 건강한 삶의 비밀

호흡 혁명

1판 1쇄 발행 2018년 5월 2일
1판 5쇄 인쇄 2021년 11월 22일

지은이 음슈옌(吳澍仁)
옮긴이 이소희
펴낸이 김장근
기획 마케팅 총괄 Eshonkulov Parviz
편집 유진, 김기준
디자인 공간42 이용석
온라인 마케팅 임혜정
인쇄 지에스테크
펴낸곳 ㈜엠디 인사이트 (도서출판 일요일)
출판등록 제 2018-000047 호
주소 서울특별시 송파구 송파대로 201 송파테라타워2 B동 6층 624·2호(문정동)
전화 02-6959-4080
팩스 02-6959-4088
이메일 ilyoilbooks@naver.com
블로그 blog.naver.com/ilyoilbooks   **페이스북** www.facebook.com/ilyoilbooks
홈페이지 www.mdinsight.co.kr

값 13,000 원

ISBN 979-11-959483-4-5 03510

잘못된 책은 구입하신 곳에서 바꿔드립니다.
이 책의 판권은 지은이와 ㈜엠디 인사이트에 있습니다.
이 책 내용의 전부 또는 일부를 재사용하려면 반드시 양측의 서면 동의를 받아야 합니다.

도서출판 일요일은 당신의 소중한 투고 원고를 기다립니다.
책 출간 기획안이나 원고가 있으신 분은 ilyoilbooks@naver.com으로 보내주세요.

Breathing and Health

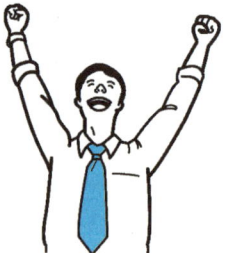